"人生学校"成立于 2008 年,是一个由英国知名作家阿兰·德波顿创建的文化平台,旨在通过电影、工作坊、图书、礼物以及温暖又富于支持的社群,来帮助人们过上更充实、更有意义的生活。在优兔平台已经拥有超过 900 万订阅者。

很多人在年轻时天真地以为校园学习就是掌握全部知识的途径,长大后才发现在学校里很多东西是学不到的,很多问题更是连思考的机会都没有。德波顿利用自己的影响力创办"人生学校",挑战传统大学教育,重新组织知识架构,令其和日常生活更贴近,让文化更好地为人们服务。

"人生学校"出版的图书都与人们日常生活中的重要问题直接相关,并相信最为棘手的问题皆因缺乏自我觉知、同理心和有效沟通而起。本次首批引进的 11 册,聚焦于情感议题,从如何寻找一个合适的伴侣,到如何长久地经营一段亲密关系,给出了全方位的建议。

扫 码 关 注

我们提供知识 以应对变化的世界

人生学校

关于性，我们想得太少

[英]阿兰·德波顿 / 主编
[英]人生学校 / 著　　楚立峰 / 译

中信出版集团 | 北京

(How to Think More about Sex) ♡

目录

引言 / 001

一、性的乐趣 / 009

1. 性欲与孤独 / 011
2. "性感"不肤浅 / 035
3. 娜塔莉,还是斯嘉丽 / 046

二、性,是个问题 / 057

1. 爱和性 / 059
2. 对方拒绝性爱 / 064

3. 性冷淡 / 068

4. 色情作品 / 095

三、结论 / 113

资料来源 / 120

引言

"我们过的性生活都跟自己想象中不同。"

人生在世，难免有情绪低落、对"性"产生困惑的时候——或许是在与伴侣分手，内心难过时；或许是在与伴侣同床异梦，辗转反侧，难以入眠时。在性这一领域，我们每个人的内心深处都有一个脆弱的地方。

性生活是非常私密的事情，却受到社会观念的制约。我们总在想：就性生活而言，"正常人"的感受和应对方式是怎样的？

实际上，在性生活方面，几乎没有"正常人"。我们都有负罪感和神经症，都被恐惧和破坏性的欲望折磨，被冷漠和厌恶影响。我们过的性生活都跟自己想象中不同。我们觉得别人的性生活积极向上，不落俗套，规划合理。我们也想过上这样的性生活。然而，我们把他人的性生活想得太完美了，每个人的性生活都有缺憾。

性生活是两个人的事，鲜少被第三个人知道。即使是向自己信得过的人，我们也不愿意分享自己的性经历。恋爱中的男女不愿意说出自己的感受，害怕会引起对方的反感，打死也不说。

显然，一本以性为主题的哲学书，不应是教我们如何多做爱、如何延时，而应是教我们培养共同语言，降低对性的期望值。

★ ★ ★

我们处于自由时代，崇尚性解放。如果性生活不如意，我们就会万分沮丧。

性解放的理由是：几千年来，宗教盛行，民风保守，人们普遍认为性肮脏、罪恶。手淫，手会断掉。偷看妇女的脚踝，应被处以火刑。人们不了解阴茎和阴蒂。简直不可理喻。

后来，在第一次世界大战爆发和人造卫星1号发射之间的某个时候，人们的性爱观念开始发生改变。女人开始穿比基尼，手淫不再被排斥，给女人口交不再是稀罕事，以前讳莫如深的话题也变得可以公开讨论。以前，性被视作洪水猛兽；如今，人们乐在其中。人们认为性可以舒缓紧张的神经，让人容光焕发，就像打网球一样稀松平常——为了减轻现代生活的压力，应该多做爱。

言之有理，不过可能言过其实，因为有着一个不可辩驳的事实：性解放并非完全可取。几千年来，性问题困扰着我们，这有着必然的原因。性压抑来自宗教戒律和社会习俗，而宗教戒律和社会习俗是源自实实在在的人性。性是一种强大的力量，让人神魂颠倒，有时与个人理想格格不入，为文明社会所不容。

我们竭力淡化性生活的特殊性，但它永远不会像我们希望的那样简单或美好。性生活的特点是残忍、僭越、控制、羞耻。性生活本来应该是爱情的生活，但实际上并不是。

我们想控制性生活，但是，性生活一再破坏我们的生活：破坏夫妻关系，降低我们的工作效率，让我们在夜店流连忘返，让我们为了满足肉欲跟自己不喜欢的人交谈。性生活与高尚的情操和价值观常常无法兼容，因此，我们经常压制自己的性欲。然而，我们应当承认性生活的特别之处，不应该给自己背上思想包袱。

我们当然可以越来越理智地对待性生活，只不过要充分认识到，性生活带来的问题不可能得到充分解决。性是一种洪荒之力，我们能做的顶多是端正态度。

★ ★ ★

《印度爱经》和《性的愉悦》等性爱宝典为性问题

引言

给出了答案。它们不约而同地指出，要想改善性生活，我们要掌握莲花式体位，学会创造性地利用冰块，掌握同步高潮的技术。

有时，性爱宝典会让我们怒气冲天。原因可能是：性爱宝典虽然图文并茂，能够激发性欲，但让人感到被羞辱。性爱宝典告诉我们，性生活不美满的主要原因有两个：第一，我们没有尝试舔肛门；第二，我们不擅长"不完全性交"。这些性行为相当怪异，我们很难接受。

伴侣颠鸾倒凤，尝试新姿势，两情相悦，乐在其中。但是，我们也会有许多担忧。第一，长时间的耳鬓厮磨之后，要为孩子操心、为钱发愁，伴侣之间会产生怨恨。第二，沉溺于网络色情，无法自拔。第三，有性无爱。第四，与同事暧昧，伤了伴侣的心，无法挽回。

★ ★ ★

面临这么多问题，我们可能降低对性爱的期望值。

一生当中,能有几次完美的性生活就不错了。完美的性生活就跟幸福一样难得,就像宝石一样珍贵。

十年修得同船渡,百年修得共枕眠。起初,我们并没意识到自己有多么幸运。当我们渐渐老去,回首往事,想起那些琴瑟和鸣的时刻时,我们才意识到命运的馈赠有多么宝贵。完美的性生活需要天时地利人和,缺一不可。

在一生之中的大多数时候,我们的性生活都不够圆满。别管性爱宝典怎么说,性生活都不可能尽善尽美。性爱宝典的着眼点应该是减少痛苦,而不是消除痛苦。性爱宝典提供的应该是慰藉,而不是治疗。

性爱宝典无法解决问题,但能够让我们释放负面情绪,与我们的悲伤形成共鸣。看了书之后就会明白,我们做爱时碰到的种种问题别人也有。这样,我们就安心了。

一、性的乐趣

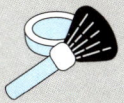

"性冲动并不肤浅。"

1.
性欲与孤独

性生活会带来诸多问题。在考虑这些问题之前,我们需要先想想:为什么会有来之不易的巫山云雨和鱼水之欢。

我们这个时代往往从生物学的角度出发,笼统地解释这个问题。生物学包罗万象,在现代世界中无处不在。生物学认为,人类和其他动物一样,有繁殖的本能,男欢女爱只是附加品,繁衍后代才是终极目标。

按照进化生物学的观点,我们认为"性感"的东西只是物种延续的必要条件。我们可能被智慧吸引,原因是保护幼崽需要智慧。我们喜欢舞姿优美的个体,因为舞姿优美的个体灵活敏捷，便于保护下一代。有吸引力实际上就意味着能够抵御疾病，适合生育。

进化生物学言之有理，但过于教条和笼统。进化生物学给出了性爱存在的理由，但未说清楚两个问题：第一，我们为什么想跟某个特定的人睡觉；第二，我们从性爱中获得了哪些快乐。

进化生物学从宏观层面探讨了做爱的动机，但并未探讨我们的个人动机。我们邀请异性共进晚餐，然后试图与其脱衣上床——进化生物学对于做爱这一人类本能没能给出令人满意的解释。

★ ★ ★

为了探索答案，我们可以先关注约会过程中的难忘时刻。即使是多年以后，回想起那一刻，我们依然激动不已：第一次接吻，确立关系，证实了自己的吸引力。

第一次接吻可能有三种情况。第一，两人共进晚

一、性的乐趣

餐,只敢埋头吃饭,然后在车里第一次接吻。第二,聚会之后,在走廊里第一次接吻。第三,分别之前,在人潮涌动的车站外面第一次接吻。我们不善言辞,但是一说起第一次见面和接吻,我们就眉飞色舞。

第一次接吻意义重大。之前,只是普通朋友;之后,成为男女朋友。第一次接吻,两人激动万分,从此不再孤单。我们所获得的快乐并不纯粹来自生物驱力的满足,还来自从一个冰冷、孤单的世界中脱离出来的满足。尽管,这种快乐可能很短暂。

孤单之感是我们在童年结束后就非常熟悉的。幸运的话,我们会与伴侣一起过上一段舒适的生活。我们喜欢肌肤相亲,喜欢听对方的心跳,喜欢四目相对、无所事事。我们嘻嘻哈哈,用勺子敲击餐桌。我们手上黏黏糊糊,头发打绺,身上有味道,但还是要接吻。我们甚至可以享受沉默,一言不发。我们的需求会被伴侣认真解读,对方的身体随时准备着迎合我们。

然后,激情渐渐消退。女方穿上了胸罩,我们关注的重点成为一日三餐。我们不再享受肌肤相亲的感觉，也不再经常赤身裸体。我们羞于展示裸体，也不想对方再触碰我们的身体。这种抗拒始于生殖器，继而扩展到腹部、后颈、耳朵、腋窝，直到我们唯一能做的就是偶尔拥抱对方、与对方握手或者互亲脸颊。

伴侣开始看我们不顺眼，他们的态度取决于我们的表现。现在，他们关心的是我们做什么，而不是我们"是什么"。以前，老师夸赞我们的涂鸦之作，允许我们犯错。现在，老师只关心考试成绩。人们出于好心，不留情面地建议我们挣钱养活自己。混得好，处处是笑脸。混得不好，处处是冷脸。于是，我们花钱买衣服、做头发，打扮自己。我们瞻前顾后，又急于求成。我们长大了，从无忧无虑的天堂中被驱逐出来。

但是，在内心深处，我们依然没有忘记原始需求：对方全心全意地接纳我们，不在乎我们的所作所为；肉体交流；紧密相拥；通过肌肤的气息带来愉悦。因此，我们需要接吻和做爱。

一、性的乐趣

★ ★ ★

让我们设想一下第一次上床的步骤，从而分析男欢女爱与孤独之间的关系。

地点：大城市的咖啡厅。

时间：星期六晚上 11 点。

人物：一对男女。

事件：看完电影之后，在吃冰激凌。

我们可以从生物学的角度解释男欢女爱，从人类繁衍的角度讲些大道理。但是，男女走到一起之前，也要克服重重困难。了解了这些困难，我们才能明白为什么说人欲如火。

接吻——接受

女方挥舞着勺子，描绘姐妹二人刚在西班牙度过的假期。女方说，她们到了巴塞罗那，参观密斯·凡德罗设计的展览馆,在摩洛哥风味餐馆里吃了海鲜。男方能感觉到女方的腿紧挨着自己。女方穿着黑色丝袜和灰黄相间的裙子,丝袜弹性十足。女方谈论建筑师高迪的趣事,男方盯着女方的脸,只要女方表现出一丝恐惧或者厌恶,男方就会把视线挪开。但是,男方高兴地发现,女方始终面带微笑表示接受。女方闭上眼睛。冲动之下,湿热的嘴唇亲到了一起。

只有考虑到更广阔的背景,才能理解这一刻的快乐:一个吻可以压倒一切冷漠。毋庸置疑,芸芸众生,想跟我们做爱的寥寥无几,会跟我们做爱的也屈指可数。因此,我们只能跟别人保持60厘米的安全社交距离,90厘米更好。保持安全社交距离,意味着不侵入对方的私人空间。

接下来说说接吻。嘴是个非常私密的器官。黑洞洞、湿乎乎的口腔,通常只有牙医才会触及。口腔就像鲸鱼的胃一样充满未知,舌头统治着这一安静的世界——现在,要向另一个人敞开大门。

一、性的乐趣

舌头的主要功能是搅拌食物，如今却要谨慎地触碰另一个舌头，就像南洋土著初见欧洲冒险家一样小心翼翼。口腔以前闭关锁国，现在对外开放。舌头交织在一起。舌头舔着对方的牙齿，就像舔自己的牙齿一样。

这听起来可能有些恶心，但这正是关键所在——亲的不是别人，是自己喜欢的人，表现的是爱意，理论上非常恶心，但是对方乐于接受。接吻意味着相互接受。跟陌生人接吻令人作呕。

如果我们生活在另一种文化之中，接受对方的形式可能根本不是接吻。比如，可能是共吃一个木瓜，也可能是触碰对方的趾甲。这些同样可以表现爱意。接吻能愉悦身心，带来快感。但是，这种快感的主要来源不是感官刺激，而是我们明白有人爱自己。即使通过其他形式来表现爱意，效果也一样。

接吻本身乏善可陈，但意义重大，它是一种爱情宣言。宣言直接说出来效果并不好，还是要付诸行动。

脱衣——脱掉羞耻

男人和女人开车回到女方公寓,男人对这个地方还不熟悉。他们悄悄走上三楼,进入女方的房间。窗帘是拉开的,橘黄色的路灯照亮了房间。二人在衣柜旁边再次接吻。孤男寡女,同处一室。男方脱下女方的米黄色罩衫,女方解开男方的蓝色衬衣。二人变得急不可耐。男方把手伸向女方的后背,笨手笨脚地去摘女方胸罩的挂钩。女方宽容地笑笑,伸手去帮男方。过了一会儿,二人第一次赤裸相拥,轻轻抚摸对方的大腿、臀部、肩膀、肚子、乳头。

根据《创世记》记载,上帝把亚当和夏娃逐出伊甸园的时候,施加的一项严厉惩罚就是让他们产生羞耻感。亚当和夏娃应羞于在对方面前裸露身体。别管我们怎么理解《圣经》,我们穿衣显然不仅是为了保暖,主要目的可能是避免露肉惹人讨厌。

我们的身体跟我们期望的相距甚远,即使在青春年

一、性的乐趣

少的时候,我们也对自己的身材和颜值不满意。光靠化妆品是补不齐自己的短板的。成年人具有性欲和性能力,却羞于展示自己的裸体。

我们并非一生下来就如此。这种羞耻感产生于青春期。在青春期,身体逐渐发育成熟,具有了性能力,由此出现了一个麻烦事:当我们裸露身体的时候,对方可能并不欣赏。我们陷入了两难境地,到底是该露,还是不该露。我们有性幻想,我们分开双腿。我们成年了,但我们也学会了掩饰自己。

现在接着说男方的表现。男方正在卖力地吮吸女方的手指。在还是个14岁少年之时,他就陷入了两难境地:一天,他与兄弟一起在花园里玩游戏,分别扮演牛仔和印第安人,还去看望了敬爱的祖母;另一天,他只想待在自己的房间里,拉上窗帘,回想着画报上的女人手淫。他在别人眼里是乖孩子,但他有自己的欲望。在这个年代,只要女孩同意,他完全可以牵起对方的手亲吻对方,但这种良性活动与他脑子里胡思乱想的完全不是一回事。很快,他就幻想起了肛交,想看黄书,想看色情电影……他还是个好孩子吗?在羞耻感的驱使下,他把内心的想法隐藏了起来,怕被别人知道。

现在,女方跪在男方跟前。实际上,女方以前也有类似的经历。13岁的时候,巨变发生了。之前,她喜欢飞针走线做女红,热爱骑马,没事就烘焙香蕉面包。到了13岁,她的爱好只有一个:进入卧室,锁上门,躺在地板上,脱下裤子,看着自己在穿衣镜里手淫。在别人眼里,她是乖乖女。乖乖女怎么能做这种事?别人能够接受她的全部吗?到达高潮之后,她精疲力尽,满心愧疚。马萨乔的《逐出伊甸园》描绘了狼狈不堪的夏娃。此时,女方感同身受。

因此,男女在床上要做的就是赤诚相见,抛弃负罪感,跟孤独告别,相互包容。男女心照不宣,闭口不提彼此的身体和肉欲有多么离奇,曾经引以为耻的东西现在也能平静接受。男女相互爱抚,性欲持续升温。他们的所作所为与文明世界格格不入——比如,祖母眼中的

一、性的乐趣

乖孙是不会这么做的——但是,他们的所作所为好像也不再邪性十足。最后,在半昏半明之中,他们释放出真实的自我,展现出原始的欲望。

兴奋——真实

二人躺在床上,相互爱抚。

之后的生理反应让彼此欣喜,也能激发双方的性欲,原因是它代表着性冲动,意味着可以更进一步。生理反应不受意志控制,代表着个人的真实偏好。在这个虚伪做作的世界里,我们通常难以确认对方是否喜欢我们,也难以确定对方的善意是否仅仅出于责任感,潮湿的阴道和坚挺的阴茎,才能明白无误地表达爱意。

两情相悦。行完周公之礼,二人会回顾一下全过程:从吃冰激凌到做爱。男方调侃女方,问讲述姐妹们的巴塞罗那之行时她的身体有没有反应。女方笑着说有。男方也说自己早就忍不住了。二人的性欲又被激发出来。原来，彬彬有礼的外表之下，二人都快按捺不住了。

性欲压倒理性的时候就会情不自禁。接下来的几个星期里，二人会去海边过周末。星期六的白天，享受日光浴，去海里游泳。星期六的晚上，躺在床上聊天，最终谈到性幻想。二人都承认自己是"制服控"。男方告诉女方，自己喜欢护士服，一丝不苟，宛如白衣天使。女方微微一笑，看着窗外说，她喜欢跟衣冠楚楚的男人上床。她尤其喜欢西装革履的青年才俊，不苟言笑，行色匆匆，拎着手提箱，拿着几张《金融时报》。

制服的诱惑源自它所象征的理性控制与肆无忌惮的性激情之间的差距。在日常生活之中，医生、护士、投行经理、税务会计跟我们对话时，没有人会被激起性欲。他们不会拿正眼瞧我们，不会因为我们而停下手头的工作——那副公事公办的样子或许伤害了我们，让我们羞愤异常，因此，我们幻想着改弦更张，改变身份。在性游戏中，我们可以改写剧本：资本家不再唯利是图,把桌上的电脑推到一边,与我们大胆接吻;我们假装在医院厕所的隔间里亲热,在文具柜里做爱,从而打破地位的限制,摆脱责任的束缚。

释放性欲需要亦庄亦谐。我们既要了解传统观念,又要热情奔放。我们既要按部就班,又要探索禁地。与新人共度良宵是一段美好的回忆。与之形成鲜明对比的是,在裸体海滩上,我们觉得满眼的裸体索然无味;老夫老妻经常光着身子,彼此见了也提不起性欲。

粗鲁——爱

情到深处,无须多言,女方示意男方拽她的头发。一开始,男方试探性地拽了几下。拽别人的头发并不友好,但显然,女方不这么想。所以,男方拽住女方深褐色的头发,随着做爱的节奏使劲拽。在女方的鼓励下,男方的胆子大了起来,但依然温柔相待。女方爱意满满,也非常满意,说男方真是衣冠禽兽。男方粗鲁地

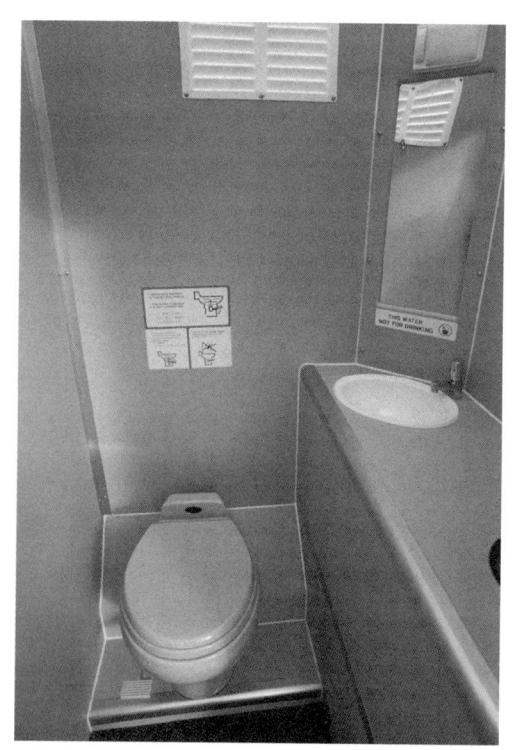

做爱的好地方。

一、性的乐趣

抓着女方的肩膀，次日，女方肩膀上的抓痕依然清晰可见。

待人接物，要有礼貌。一般来说，要想得到他人的尊重和关爱，就不能表露出"邪恶"：具有攻击性，冒冒失失，贪财好色，欺软怕硬。要想得到社会的认可，就不能随心随性。做爱的时候可以释放天性，获得心理上的满足，与平日截然不同。

碰到情投意合的人，我们就会以言语和行动展示自己的黑暗面。不是情人，眼里出不了西施。对方允许我们掌掴，允许我们掐脖子，体现的是对我们的爱和尊重。对方不在意我们的黑暗面，像善解人意的家长一样，了解并接受我们的优点和缺点。对方知道我们平时是在伪装自己，允许我们在二人世界里为所欲为。

如果我们是此种言语和行为的接收者，我们也同样快乐。我们还会觉得自己强大无比，因为我们可以决定此种言语和行为的烈度。

在日常生活中，我们经常被苛待。上级针对我们时，我们也不得不屈服。然而此时我们可以获得真正的解放，因为伴侣关心我们、爱护我们，我们可以随时叫停。我们不再担心被掌掴，不再担心被羞辱，我们可以掌控自己的命运。当我们遭到彻底打压的时候，我们依然能够满血复活，跟脆弱不堪的自己告别。

随着烈度的升级，二人之间的忠诚度也随之升高。社会不会接受我们的污言秽语，不会接受我们的放浪形骸，因此，伴侣的肯定会让我们信心大增。从进化生物学的角度来讲，这种粗鲁是没有道理的，这只能从心理学的角度来解释——被掌掴，被掐个半死，被绑在床上，都是自己被接纳的证明。

从蹒跚学步的时候开始，我们就明白了干净和肮脏之间的区别。性生活模糊了这种区别，让我们为所欲为。我们肮脏的一面成为性生活的一部分，被成功"洗白"，性生活由此净化了我们的灵魂。

一、性的乐趣

恋物癖——善良

二人都有恋物癖。做爱的时候,二人注意到了对方的恋物癖,并实现了做爱和满足恋物癖的结合。

恋物癖,就是对某种物品过分依恋,甚至达到了病态的程度。这种物品可以是长指甲、皮衣、面具、锁链、长筒袜。双方所依恋的物品可以截然不同。

在临床意义上,"恋物"被定义为一种非同寻常的要素,必须存在才能让某人达到性高潮。最早研究恋物癖的名人是理查德·冯·克拉夫特-埃宾,他生于德国,死于奥地利,是医生,还是性学专家。他在1886年出版的《性心理病态》中列出了大约230种恋物癖,有人爱文身穿孔,有人恋眼泪、恋足、恋肌肉,还有人喜欢被掐的感觉。

在众人的眼中,极端恋物癖患者就是疯子。然而,恋物癖可以不那么极端,也可以被人理解。人人都有某种恋物癖,只不过大多比较轻微,不需要所恋的物品来达到性高潮。

恋物癖大多跟某件衣物或者某个身体部位相关,能够唤醒人性中美好的一面。恋物癖的起源基本上可以追溯到童年时的特殊感觉:父亲的保护,母亲的关怀,父母的责骂,他人的欺凌。恋物癖是我们回忆美好时光的手段,也是我们规避梦魇般记忆的手段。

搞清楚自己的"偏好",应当被视为自我认知不可或缺的一部分。可以用弗洛伊德的理论来分析:梦是潜意识的反映,恋物癖也是。

男方恋的是某种鞋子。傍晚出发的时候,男方欣喜地发现女方穿着一双黑色平底休闲鞋(意大利品牌,图书管理员和女学生常穿)。现在两个人赤身裸体,在床上做爱,男方问女方能否把鞋子穿上,以便增加情趣。

要解释对鞋子的依恋,就要回顾男方的整个童年。男方的母亲是位著名演员,穿着打扮时髦洋气:热爱豹纹衣服,用紫色指甲油,穿高跟鞋。男方的母亲明确表示不喜欢自己的儿子。她从不表扬儿子,从不关爱儿子，只在乎大女儿和各色情人。她不给儿子讲睡前故事，不为儿子的泰迪熊织毛衣。现在，男方已经成年了，一想到自私冷酷的母亲，依然不寒而栗。

男方心知肚明。他成长的心路历程决定了他看待鞋子的方式，也决定了他看待女方的方式。比方说，如果女方穿着莫罗高跟鞋或者吉米周高跟鞋，今晚的约会就是另外一个样子了：就算最后以上床告终，男方也会阳痿。平底鞋始终是个完美的选择。在一段浪漫的感情之中，男方在乎的就是平底鞋。一双22厘米长的平底鞋，做工精致，让男方发现了自己的梦中情人：沉静内敛，举止优雅，略带娇羞。男方可以和女方做爱，但如果情况允许或者受形势所迫——比如，女方出差，男方自己在家——男方也可以靠着一双平底鞋达到性高潮。

女方也有恋物癖。女方喜欢男方的手表。男方的是二手手表，表带已经相当旧了。做爱的时候，女方一直盯着男方的手表。某个时刻，女方把男方的前臂夹在两腿之间，在金属和玻璃的刺激下欣喜若狂。男方的手表跟女方父亲的手表是同一款。女方的父亲温和、有趣、聪明，是个医生，在她12岁的时候去世了，这给女方的心中留下了伤痛。女方成年后就一直想疗伤。看到男方的手表，女方觉得，男方与自己的父亲有许多共同之处。在这个世界上，女方的父亲就是女方最崇拜的人。

说起手腕上的东西，男方还有另外一种恋物癖。第一次接吻之后，男方注意到女方的左手腕上有个橡皮筋。克拉夫特－埃宾并未讨论过这个问题。

喜爱橡皮筋还未被归为一种恋物癖——这说明恋物癖方面的研究还不成熟，研究人员还有许多的工作要做（实际上恋物癖涉及的对象很广泛，比如羊毛衫、脸红、开车的人、喜欢读书的人）。

男方喜欢橡皮筋，原因是橡皮筋代表着一种自由自在的生活方式，男女都可以佩戴；橡皮筋不是高级时装的一部分，表明佩戴者不会附庸风雅；橡皮筋还能让男方走出母亲的阴影，男方的母亲只佩戴昂贵首饰（男方母亲的首饰基本都不是男方父亲买的）。

一、性的乐趣

关于恋物癖,有一种有趣的、出人意料的解释,可以在柏拉图的《会饮篇》中找到。柏拉图借阿里斯托芬之口阐述了著名的"爱的阶梯"理论。这一理论认为,对方吸引我们的首先是外表,然后,我们会透过外表看到本质,被内在美吸引。"爱的阶梯"理论把外在美与内在美结合了起来,避免了对恋物癖进行消极解读,得出的结论是:恋物癖是好的。

按照《会饮篇》的说法,漂亮的平底鞋、好看的老式手表、橡皮筋,不仅是性欲的体现,还具有重大意义。恋物癖处于"爱的阶梯"的底层,是向上攀爬的必然途径,是升华爱情的必然条件。所恋之物让我们兴奋,因为它们是善的象征。

性高潮——乌托邦

一对伴侣享受到的性高潮,远不止性器官在摩擦和压力之下产生的生理感觉。性生活的快感还在于发现和

关于性，我们想得太少

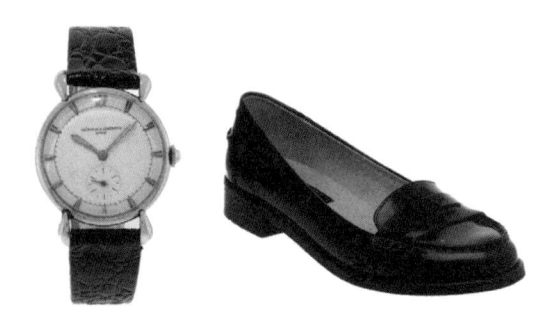

物品是内在美的外在表现。

一、性的乐趣

认可对方的优点。深入探究什么是"性感",就会发现,二人只有当三观一致的时候,才会产生性冲动。

性高潮是个快乐的时刻,标志着孤独凄凉的生活暂时结束了。爱人的优点——他的评论,她的鞋子,二人的眉目传情——凝结成了性高潮,双方敞开心扉,尽享欢乐时刻。

当然,就算三观不一致,也可以达到性高潮,但跟性生活的意义背道而驰。从近处说,手淫之后会觉得空虚寂寞;从远处说,听到性虐案、强奸案、恋童癖案件,我们会义愤填膺。因为这些案件有个共同点:一方得到了满足,另一方却承受痛苦。

从宏观上说,性生活的难题之一是:性行为难以持久。它最多可以持续两个小时。

性交后,情绪趋于缓和,忧郁降临在二人的头上。一方或者双方想要睡觉,读报,或者逃离。性生活本身并没有问题。问题是,性生活中二人柔情似水、兴致勃勃,日常生活却单调乏味、缺乏激情。对比过于强烈。

在性欲的刺激之下，做爱时的体验完全不同于日常感觉，让我们心神恍惚。日常生活中，我们努力保持头脑清醒，做爱的时候，我们却不顾一切地抽打伴侣。

做爱时的那一幕是真的吗？我们习惯于生活在现代民主社会之中，但就在刚才，我们像中世纪的贵族一样，把少女囚禁在地牢里百般虐待。

西方文化认为，做爱时无需顾及自己平日的形象，就好像做爱只是个物理过程，不涉及心理因素。但是，我们已经发现，做爱肯定会涉及内心深处的情感。

做爱时，器官相互摩擦，但快感不只是简单的生理反应。给予我们快感的人，能帮我们克服恐惧心理，能与我们举案齐眉、共度余生。

2.
"性感"不肤浅

有时我们说,因为一个人"性感",我们才喜欢他/她——这听起来好像相当肤浅,也没有体现足够的尊重。就这一点而言,我们的文化旗帜鲜明:单纯地以貌取人有点不够文明。

宣布爱上某人之前,我们需要逐步了解对方,进行言语交流,一见钟情不可取。主要靠相貌来评判对方,就是藐视对方的道德品质。相貌是父母给的,基本上无法改变,而性格在理论上是可以改变的。人既有内在品质,又有外部特征,我们重视的是内在品质。

然而,不可否认的是,皮囊会极大地影响我们的命运和欲望。时间线是这样：先是产生与对方睡觉的欲望，然后才是相互了解，二人一起坐下来谈人生、谈爱好、谈感情。看了一眼照片，街头惊鸿一瞥，我们就会说对方"性感"，想象与对方度假的欢愉，原因很简单——对方长得好看。至于学识什么的，我们并不关心。

这样说显然令人震惊，但这本书讲的就是性，性感当然是一个绕不开的话题。所以，先不要说外表是肤浅的，我们应该扪心自问："性感"到底是什么意思？伴侣有什么特别之处？伴侣究竟靠什么吸引了我们？

进化生物学依然可以提供一个似是而非的答案。进化生物学认为，爱美的原因简单明了：美代表着健康。长相出众，荷尔蒙爆表，意味着免疫系统强大、精力充沛。我们之所以深陷情网不可自拔，是因为我们凭着直觉，快刀斩乱麻地做出推测：和对方结合，我们就能生出健康强壮的宝宝。

进化生物学家进行了一系列深入研究，从世界各地

一、性的乐趣

随机挑选出一组人作为研究对象,让他们欣赏各类男性和女性的面部照片,并按照美丑分类。研究对象的社会阶层和文化背景各不相同,但分类结果出人意料地一致,尤其是在对那些最为迷人的面庞的选择上。

进化生物学家得出结论:不管男性还是女性,"性感"都是可以界定的,它不是一个抽象的概念。从本质上说,性感就是面庞左右对称,五官标致、协调。

★ ★ ★

令人不安的是,在我们找到性伙伴之前,就有人指出了我们梦中情人的特点。拿出一副扑克牌,洗牌,魔术师就有如神助一般,能预言我们会挑出的那张牌。进化生物学家的实验也同样神奇,但跟魔术师不同的是,进化生物学家不会故弄玄虚。进化生物学家认为,我们偏好某些面孔,背后有着合理的科学动机。对称和均衡对我们非常重要,歪瓜裂枣意味着这个人在胎儿时期或

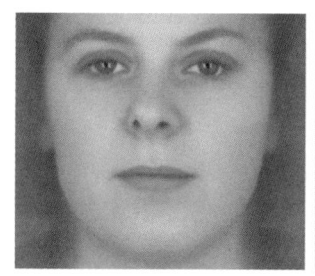

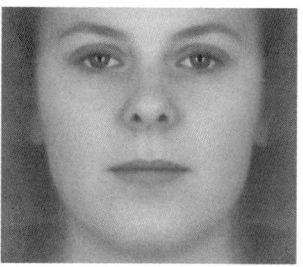

性感不是主观判断,而是有着客观标准。在一项研究中,97%的研究对象更愿意跟右图中的女人做爱,因为她的面庞更加匀称。

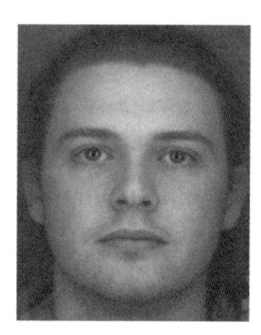

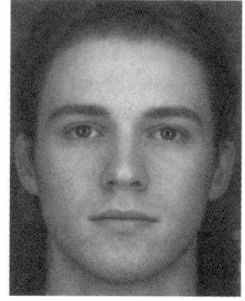

右图中的男人,面部脂肪含量与身高体重形成了最优比例。左图中的男人,面部脂肪过多。我们所说的"性感",等于生物学家所说的"健康"。

者婴幼儿时期得过病,而胎儿时期和婴幼儿时期正是一个人成长的关键时期。如果一个胎儿的DNA被微生物破坏,或在孕初期承受了巨大压力,那么其五官的排列组合就会受影响。我们的长相是由基因决定的。

进化生物学从全人类繁衍生息的角度进行分析,认为美代表着健康。这种分析无可厚非。进化生物学把重点放在面部细节上,比如,认为鼻梁宽或者窄1毫米,眉间距宽或窄1毫米,都会极大地影响他人对待我们的方式。

进化生物学认为性冲动并不肤浅。外貌并非小事,外貌实际上代表着人的本质。被人吸引,就是被内在本质吸引。性欲和爱美之心涉及人类的大事:生孩子。

★ ★ ★

然而,随着时间的推移,对"吸引力"的生物学解释的力量开始减弱,并变得有点令人沮丧。原因是,进化生物学把我们对他人的性关注简单地归结为一点：对方有多健康。

并不是我们不关注对方的健康。但二人要想过上高质量的生活，会有多方面的需求，健康只是其中之一。

法国小说家司汤达说，美是幸福的保证。这个说法倒是个不错的解释，开拓了我们的思路，从另一个角度探索了美的内涵。我们之所以说一个人美，是因为我们从这个人的脸上察觉到一系列内在品质，我们认为这一系列内在品质有助于营造良好的关系。比如，我们可能在一个人的脸上看到坚定、睿智、信任、谦恭、幽默。我们可以根据一个人的鼻型推断此人身强体壮，那么，我们是不是也可以根据一个人嘴唇，推断出此人具有耐心？我们是不是还可以根据一个人的眉毛，推断出此人能够笑对生活？

一、性的乐趣

★ ★ ★

知名画家笔下的人物我们并不认识，但这些人物都显得个性鲜明，十分生动。安格尔描绘的德沃赛夫人就是一个例子。显然，德沃赛夫人面容姣好——按照进化生物学的观点，当然也很健康。但是，我们如果想要深入探讨德沃赛夫人的魅力，就要跳出生儿育女的窠臼。她迷住了我们，让我们神魂颠倒，原因是她的脸不光体现了健康，还体现了她的内在品质。这些内在品质难以用科学来量化，却真实存在，受人欢迎。

德沃赛夫人的嘴角微微上扬，带着一丝笑意，展现出一副悲天悯人的面容。因此，我们几乎可以向她倾诉一切（交不起税，在法国大革命期间做了坏事，或者性取向特殊）。德沃赛夫人不会严厉地追究，不会大吃一惊，不会板着面孔说教，不会说我们是乡下人，她会保持基本的尊重，行为举止恰如其分。德沃赛夫人的鼻子体现出优雅庄重，表明她身份高贵，但不蛮横任性，经

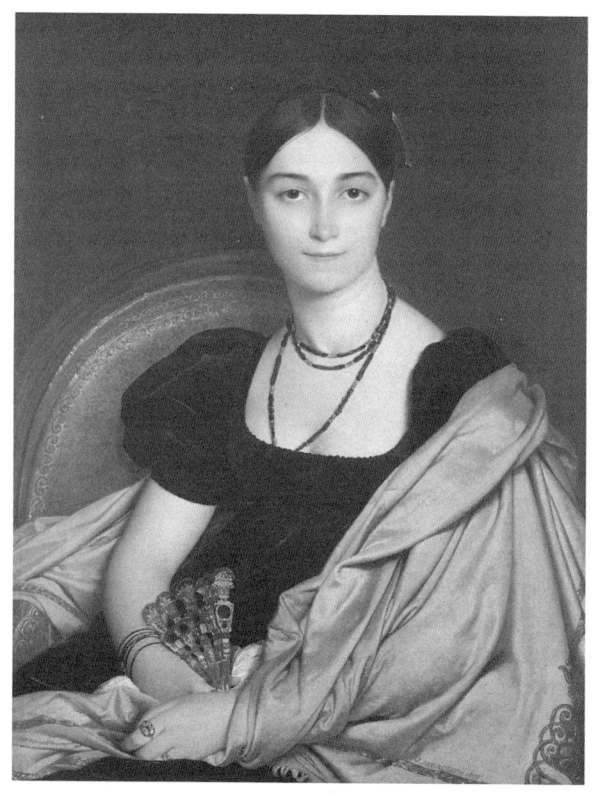

德沃赛夫人不光"身体健康":性感同样是幸福的保证。
让-奥古斯特-多米尼克·安格尔,《德沃赛夫人肖像》,1807年。

历过风雨,在逆境中仍能保持一份优雅。另外,德沃赛夫人的发型体现出自律和一丝睿智,这种发型可能是在修道院学校学的。在修女们的眼中,她无疑是个好学生。德沃赛夫人的眼睛大胆灵动,坚定自信,摄人心魄。她绝不会背信弃义。

我们欣赏德沃赛夫人的美,原因有两个:第一,德沃赛夫人健康;第二,她的面部特征体现的个人性格特点打动了我们。

和许多世界名画一样,安格尔的肖像画表明,外貌具有实在意义。肖像画把人的内在品质充分展现了出来,因而极具研究价值。外貌并不总是与内在品质相背离。我们见色起意,但并非罔顾对方的内在品质。我们正是被对方嘴唇、皮肤、鼻子、眼睛所体现出的内在品质吸引。所以司汤达才会说,美是幸福的保证。

衣服,尤其是女性时装,同样可以体现出"性感"。按照进化生物学的观点,我们可以类比一下女性时装和热带鸟类求偶期的羽毛。热带鸟类的羽毛能表明体内是否有寄生虫，可以向求偶对象表明自己是否健康。女性时装好像也是如此。女性时装可以突出腿、臀部、胸脯、肩膀，供人隔着衣服欣赏女性之美。

然而，如果说时装的作用只是体现健康，那就太单一了，不同时装公司和时装设计师之间也就没有区别了。赛琳和玛尼，麦丝玛拉和缪缪，生产的商品可以说千姿百态。

女性时装确实能凸显健康，但女性时装还有更大的作用：展示女性的品位和兴趣。各种衣服搭配出来的效果展现着世界观、人生观、价值观和心理状态。如果产生认同，我们就会认为这身衣服美，否则就是丑。说一身衣服性感，一方面是觉得穿着者生育能力强，另一方面是认同这身衣服所体现的生存哲学。

在时装秀上，看了设计师的产品，我们会考虑其中蕴含的意义。比如，迪奥让我们想到的是精致的做工、前工业时代、女性的优雅谦逊；唐纳·卡兰强调的是独立自主、职场活动、都市生活；玛尼代表着特立独行、青春幼稚、左翼政治。

喜欢对方的性感,就是喜欢对方的全部。我们的性欲体现了我们为人处世的方式,体现了我们的生存之道。

3.
娜塔莉,还是斯嘉丽

就算能理解性感的诸多含义,我们还是会感到困惑:为什么人的喜好各异?我们不能喜欢相同的脸蛋和衣服吗?我们的性偏好为什么如此多样?

进化生物学坚称,只要对方看起来健康,我们就会被吸引。但是,进化生物学无法解释,为什么我们喜欢这个人,不喜欢那个人。

★ ★ ★

如果我们想解释自己神秘的性偏好,我们就要探讨

一、性的乐趣

一下自己的艺术品位。性偏好和艺术品位都具有强烈的主观性。

长期以来,艺术史学家都无法解释一种现象:人会强烈地偏爱某一位艺术家,而不是另一位。比如,一个人喜爱马克·罗斯科,却本能地害怕米开朗琪罗;另一个人厌恶马克·夏卡尔,却崇拜萨尔瓦多·达利。

一个极具启发性的答案可以在德国艺术史学家威廉·沃林格于1907年完成的《抽象与移情》中找到。沃林格认为,我们的成长过程都不够完美,我们总会感到某种缺失,因此,我们的性格都有这样或那样的缺陷,从而决定了我们在艺术方面的好恶。

每件艺术作品都具有鲜明的情感特征和价值观念。一幅画的特点可能是宁静或者躁动,勇猛或者谨慎,谦逊或者自信,阳刚或者阴柔,平民化或者贵族化。我们的喜好反映了自己成长的心路历程——确切地说,反映了成长过程中所经历的伤痛。我们喜欢的艺术作品能够疗愈我们的心灵创伤,帮助我们恢复健康。我们希望艺术作品弥补自己的缺憾。

我们说一个艺术作品"美",是因为它能滋润我们的心灵。我们说一个艺术作品"丑",是因为它激发的情绪和冲动让我们害怕。

★ ★ ★

为了充实自己的理论,沃林格指出,冷静、谨慎、循规蹈矩之人往往会喜欢热情奔放、戏剧性强的艺术作品,借此放纵自己一下。比如,我们可以推测,这类人喜欢热情奔放的拉丁艺术,崇拜戈雅的黑色绘画,还崇拜西班牙巴洛克风格的奇异建筑。

但是,按照沃林格的观点,整天提心吊胆之人不会喜欢这种大胆超凡的艺术风格。他们的生活已经非常惊险刺激,巴洛克风格不会引起他们的兴趣,他们喜欢冷静和充满秩序感的艺术风格。他们青睐的是严谨的巴赫康塔塔、整齐对称的法国花园,以及极简主义艺术家如

一、性的乐趣

艾格尼丝·马丁或马克·罗斯科的宁静画作。

★ ★ ★

每当看到一件艺术品时,我们都可以应用沃林格的理论提出两个问题。第一,某人说这件艺术品美,他的人生有什么缺憾吗?第二,某人说这件艺术品丑,他以前被什么吓着了?沃林格的理论还可以用来探究我们判断他人"性感"与否的依据。

艺术和性一样。天灾人祸导致我们成年后的生活缺乏平衡,在某些方面天赋异禀,在某些方面先天不足。要么太吵闹,要么太安静;要么太积极,要么太消极;要么太知性,要么太实际;要么太阳刚,要么太阴柔。觉得对方跟我们互补时,我们就说对方"性感";觉得对方跟我们一样时,我们就排斥。

两位美女,娜塔莉·波特曼与斯嘉丽·约翰逊,看起来都非常健康。但可能只有其中一位美女会引起我们

关于性,我们想得太少

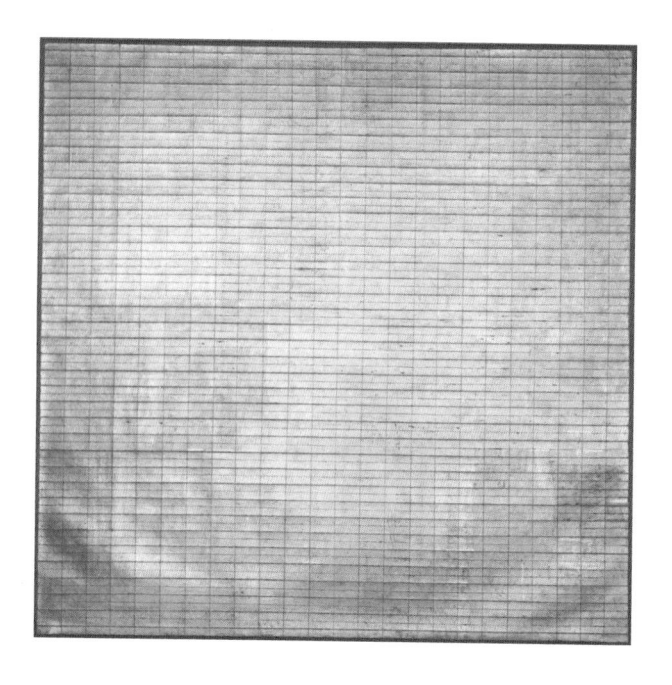

一、性的乐趣

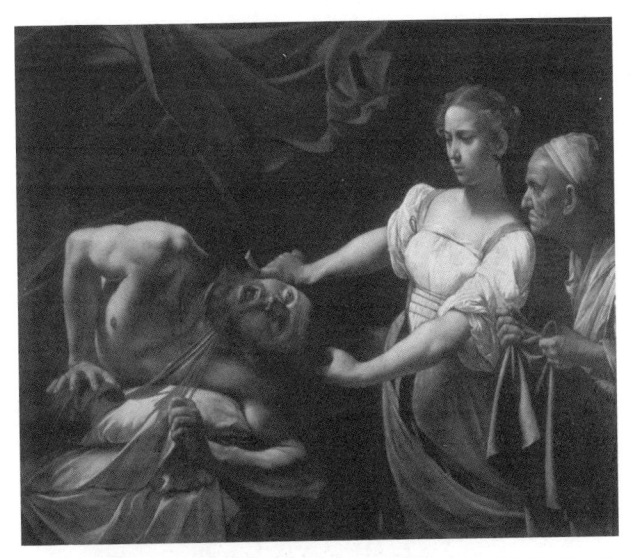

艾格尼丝·马丁,《友谊》,1963 年（左）；米开朗琪罗,《朱蒂斯斩杀敌将》,1599 年（上）。这两幅画都非常漂亮。但是，只有需要填补相应缺憾的人，才能欣赏其中某一幅的艺术价值。

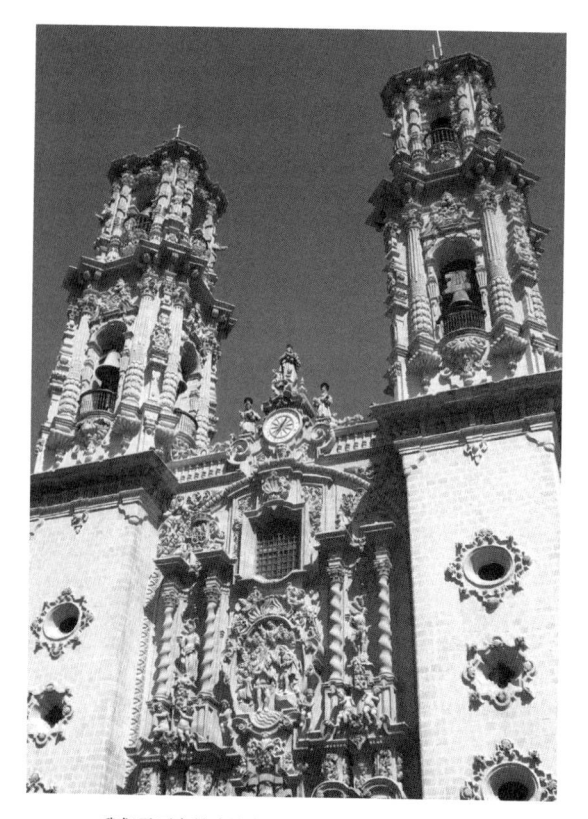

我们需要害怕或缺少什么才能称这个为"美"?
墨西哥塔斯科的圣普里斯卡和圣塞斯瓦斯蒂安教堂的外立面。

的兴趣。

假设我们的父母心浮气躁，给我们留下了童年阴影，那么，我们就会认为斯嘉丽举止轻浮，不够可靠。根据斯嘉丽的面相，我们得出两点结论：第一，斯嘉丽的颧骨表明她以自我为中心，我们对此深恶痛绝；第二，斯嘉丽虽然装出一副无害的样子，但她的眼睛表明她控制不住自己的脾气，我们本人就暴躁易怒，不想再找个暴脾气的伴侣。

于是，我们可能会喜欢上娜塔莉。娜塔莉客观上并不比斯嘉丽更美。但是，娜塔莉眼神清澈，正是我们喜欢的那种。在我们年幼的时候，母亲的眼里总是闪烁着狡黠。娜塔莉的前额表明她意志坚定，脚踏实地，与我们正好互补，因此吸引了我们（我们总是找不到家里的钥匙，不知道怎么填保险单）。我们还可能被娜塔莉的嘴唇吸引。娜塔莉的嘴唇体现出的是含蓄、坚毅，而我们喜欢乱发脾气。

总之，评估一下自己的缺憾，我们就能明白自己为

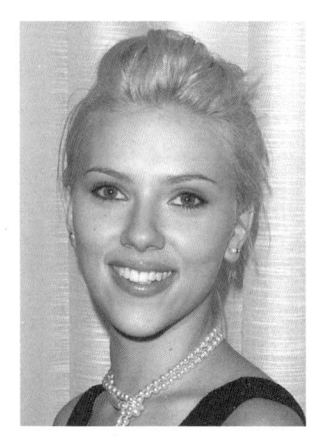

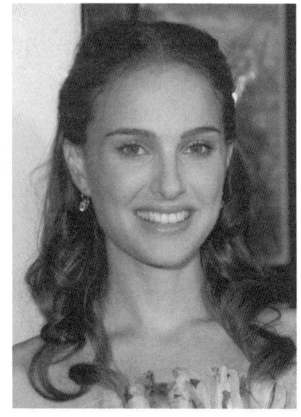

斯嘉丽·约翰逊（左），娜塔莉·波特曼（右）。两个美女都很健康，但我们为什么喜欢一个，厌恶另一个？我们为什么会有如此不同的偏好？

一、性的乐趣

什么喜欢娜塔莉,不喜欢斯嘉丽。同理,作为成年人,我们都有着这样或那样的缺陷,因此,有的人喜欢艾格尼丝·马丁,有的人喜欢米开朗琪罗。

艺术和性让我们的人生变得完整。每种补偿机制都大同小异,我们眼中"美丽"和"性感"的东西,其背后隐含着我们需要的东西。

二、性,是个问题

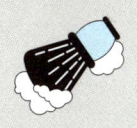

"想要爱,想要性,都是好事。"

1.

爱和性

想想下面的场景。

家住汉堡的托马斯到俄勒冈州的波特兰出差,遇到了珍。两人都是28岁,都在计算机行业工作。托马斯迅速喜欢上了珍。过了几天,托马斯对珍的了解更进一层。珍谈起同事的趣事,托马斯哈哈大笑。对于音乐和电影,珍有独到的见解,一本正经,妙语连珠。托马斯崇拜不已。

一个微不足道的细节,让托马斯的心头涌过一阵暖流。吃饭的时候,珍告诉托马斯两件事:一是就算在外旅行,珍也每天给母亲打电话;二是珍最好的朋友是年仅11岁的爱爬树的弟弟。一个朋友问托马斯觉得珍怎么样，托马斯说挺漂亮。

珍也喜欢托马斯，不过喜欢的方式就不一样了。珍想让托马斯躺在皇庭旅馆客房的紫色床罩上，然后骑在他身上。珍想为托马斯口交，看着托马斯陶醉的表情。从第一次见面开始，珍一直幻想着托马斯摆成各种姿势、半遮半露的肉体。最近，珍想的是在会议室跟托马斯亲热。

虽然有这样和那样的性幻想，但珍是个可敬的朋友，还是个体面的公民，有朝一日也会成为一个好妈妈。珍确认两人无法白头偕老。托马斯喜欢小动物，喜欢慢跑，珍受不了。昨天晚上，托马斯唠唠叨叨，说自己的祖母得了怪病卧床不起，珍耐着性子听完。做爱之后，珍如释重负，希望两人以后不再见面。

二、性，是个问题

★ ★ ★

托马斯和珍的困境具有普遍性：爱和性二元对立。目前来说，没有好的解决方法。我们倾向于蹑手蹑脚地绕过我们想要的东西，用逃避来掩盖我们的需求，满嘴谎言，伤害对方，然后在一个个夜晚悔恨不已。

人类社会发展到今天，珍还不能直截了当地告诉托马斯，她想做爱，但仅此而已。大多数人都认为，如此直截了当非常粗鲁，甚至可以说残忍。

同样，托马斯也无法诚实地说出自己的想法。如果他直接说想与珍相爱一生，就会显得自己非常多愁善感和软弱。

情况就是这样。托马斯不能说，"我想爱你，想呵护你，至死不渝"。珍不能说，"我只想跟你在客房里做爱，然后一拍两散"。

为了达到目的，不吓跑对方，双方都会隐藏自己的想法。珍不会说自己要的是性，托马斯不会说自己要的是爱。两人都希望不言自明，双方各取所需，但最终的结果只能是离心离德。

想要爱，得到的只是性，就会觉得被利用了。想要性却不明说，就会面临两种结果：陷入婚姻之中难以脱身，或是成功脱身但遭受鄙视和唾弃。

★ ★ ★

在我们这个社会，托马斯、珍，以及无数像他们一样的人，如何才能获得好的结果？第一，要明白，无论何种需求都不具有道德优势。想要爱，想要性，都是好事，没有优劣之分，都属于正常的需求。第二，整个社会要形成一种氛围，鼓励每个人大胆说出自己的需求，不要怕他人的指责。直言不讳可以避免伤害对方，也可以避免自责。

如果必须先有爱再有性，那么有些人就会撒谎、伪装，不择手段。如果要得到爱的前提是奉献自己的肉

二、性，是个问题

体，那么颠鸾倒凤之后，没有爱意的一方就会拍拍屁股走人，留下伤心欲绝的另一方。

无论是想要爱还是想要性，都应该被尊重。人人都应该无须撒谎，各取所需，乐在其中。

2.
对方拒绝性爱

我们想跟对方做恋人,对方却客客气气地说:"咱们就做好朋友吧。"对方的话坐实了我们的自我认定:我们不可理喻,不可接触,就像怪物一样,就是一个现代版"象人"。

被人拒绝,就会受到严重的伤害,因为被人拒绝意味着被人否定了三点:第一,相貌身材;第二,内在品质;第三,存在的意义。我们把头埋在枕头里哭泣,耳边播放着巴赫或者莱昂纳德·科恩的音乐。

二、性，是个问题

★ ★ ★

前文指出，我们之所以被对方的外表所吸引，是因为我们理解并欣赏对方的内在品质。现在，我们来深入探讨一下这个观点，以便在失落之中保持清醒的头脑。

对方拒绝性爱，但我们不要觉得是因为对方看透了我们，也不要觉得对方讨厌我们的方方面面。事实通常简单明了：别管是出于什么原因，对方就是没有被我们的肉体吸引。

我们可以感到安慰的是，对方拒绝性爱是一种自动的、潜意识的、不可改变的行为。对方并不是刻意恶心我们，对方只是别无选择。我们不知道哪种冰激凌或者画作能吸引我们，我们也不知道谁能勾起我们的性欲。

遇到麻烦的时候，我们会自然而然地想到一个人。这个人心地善良，喜欢我们，总是乐于提供帮助。但是，这个人无法引起我们的兴趣。我们并不恨这个人，也觉得这个人不错，但我们就是无法改变自己的性偏好。

★ ★ ★

对方拒绝性爱,我们会感到痛苦,把对方的拒绝视作一种道德评价。实际上,这只是对方的无意之举。把对方的拒绝归结为自己运气不好,就能释然了。

可以用天气状况来进行类比。几乎所有原始社会中的人类都惧怕狂风暴雨:农田被毁,房倒屋塌,好似天神发怒惩罚世人,而人类只能默默忍受。渐渐地,气象学发展起来,科学战胜了迷信。我们不会责怪狂风暴雨,我们现在已经知道它是怎么回事了。海洋或者山巅影响了大气流动,进而产生了狂风暴雨。狂风暴雨并不针对谁。洪水以摧枯拉朽之势席卷耕地和桥梁,那是因为我们运气不好,如果觉得这是天谴,那就是自寻烦恼。

明白了天气是怎么回事,当有人礼貌地说要早回家的时候,我们就不会难过了。跟谁做爱,并不是我们能决定的。科学和精神分析法表明,我们做出此种决定的依据是本能,而不是理智。

悲伤失落的时候,我们难以理解拒绝性爱只是一种拒绝。拒绝就是拒绝,没有别的意思。

3.

性冷淡

（1）次数少

假设有一对夫妇，女的叫黛西，男的叫吉姆。二人结婚已经七年了，有两个小孩：两岁的玛丽和六岁的威廉。

某个工作日，晚上九点三十分，在南伦敦的卧室里，黛西和吉姆斜倚在床上。床还是当初的婚床。黛西在一头，吉姆在另一头。电视里播放的是关于意大利及其美食的旅游节目。黛西没太关注电视里的内容，她在用夹子和一面小镜子修眉毛。黛西的眉毛长得很旺，吉

二、性，是个问题

姆非常欣赏。他迷信地认为这是妻子性欲旺盛的反映。

黛西刚冲了个澡，现在松散地裹着一条白色的毛巾，露出她的胸部。当初追求黛西的时候，吉姆经常想入非非：那对"半球"到底是什么样子的？第一次把乳晕含在嘴里的时候，吉姆的理性彻底消失了。现在，玉体横陈，但吉姆无动于衷，乳房和大拇指、小腿已经没有区别。对于老夫老妻而言，性欲好像跟裸体没有关系了。相反，一对去滑雪的夫妇，全副武装，坐着缆车上山，却可能产生性欲。电视里还在卖力地夸赞意大利美食，婚床上的两个人就如同身处裸体海滩一样，面对裸体见怪不怪。

电视节目结束了。黛西把夹子和镜子放在一边。吉姆从床的另一头伸出手，轻轻握住黛西的手。两人都没有进一步的动作。看似无足轻重的动作却是个热身动作——吉姆是在挑逗黛西。

按照逻辑来推断，同居或者结婚一段时间之后，做爱是顺理成章的事，挑逗就是多此一举。这个推断听起来挺有道理，但是，同居或者结婚并不等于做爱，也不会让性生活变得轻松愉悦。另外，因为关系已经稳定下来，拒绝过性生活可能会严重地伤害对方。在酒吧被陌生人拒绝，我们会觉得正常，也不会太难过，我们还是有这个心理调节能力的。但是被伴侣拒绝，我们就会觉得不可思议，感到很伤心。

黛西和吉姆已经有整整四个星期没有做爱了。在这四个星期里，英国冬尽春来。蓝铃花绽开了笑颜。刚长大的知更鸟开始了第一次飞翔。蜜蜂在花丛中飞来飞去。四个星期好像不短，但黛西和吉姆已经习惯了：上一次是六个星期，再上一次是五个星期。两人做爱的次数屈指可数。去年一整年，两人做爱仅仅九次。

这些数字让吉姆蒙羞，怀疑自我。在某种程度上，他的自尊心受到了伤害。这也与更大的文化环境相关。在最近几十年里，性解放在一些国家成为潮流，人们穿衣打扮讲究随意舒适，不再担心如何抚养私生子，把性视作无可非议的娱乐消遣。

二、性,是个问题

吉姆不想把房事告诉别人,因此别人也帮不上忙。房事是个严肃的话题。跟朋友一起吃饭的时候,吉姆羞于启齿。

"困了吧。"吉姆对黛西说。吉姆的意思是,"请表示你想跟我做爱"。

"今天起得早。"黛西打了个哈欠。按照三十九年的人生阅历,吉姆推断黛西的意思是,"我对你彻底反感了"。

关灯,两人静静地躺在黑暗之中。吉姆注意到,妻子翻了几次身,最终找了个舒服的姿势,背对着吉姆,蜷缩起身体。外面噪声不断——汽车在鸣笛,猫在喵喵叫,尖叫声偶尔出现,晚归的路人在哈哈大笑——但是,吉姆心如止水。

★ ★ ★

关系稳定下来之后,性生活会减少。首要原因是,两人难以完成从日常生活到性生活的转变。日常生活与性生活是两种截然不同的生活。结婚之后——立即或者几年之后——就要面对日常琐事，就要抚养孩子。婚后生活就和运营公司差不多，需要许多行政管理技巧，比如，要规划好时间，要有自制力，要有权威，要能剃刺头。

而性生活讲究的是奔放、想象、戏谑、失控，在本质上一反常态，放飞自我，背离行政管理技巧。不做爱，不是因为做爱缺乏乐趣，而是因为做爱脱离了日常生活的轨道。沉迷酒色就无法应对日常生活里的艰难险阻。我们不愿意沉迷于酒色，就像即将攀登高峰的登山者或即将跑马拉松的运动员不愿意沉浸在诗情画意之中，唯恐惠特曼或者丁尼生会消磨他们的斗志。

性生活还会打破伴侣之间的平衡。提出过性生活的一方暴露了自己的欲望，因而处于弱势。前一秒还在讨论家务事，讨论买什么电器，讨论明年去哪儿度假。接下来画风一变，要求伴侣化身护士极尽谄媚之能事，或者要求伴侣穿上靴子开始骂我们。对方与我们一起操心

二、性,是个问题

柴米油盐、一日三餐,是我们在日常生活中必须依赖的人,我们也就不愿为了满足欲望而向对方提出要求,以免对方认为我们滑稽可笑。

一般来说,婚姻是性的保证。也就是说,有什么特殊要求,直接跟伴侣说就行。毕竟,我们曾在众多来宾面前承诺相伴一生,白头偕老。

但事实并非如此。

★ ★ ★

弗洛伊德的观点更加激进。我们的性生活存在这样或那样的问题,是弗洛伊德首先从各个方面解读出来的。1912年,《论爱情生活最普遍的降格》发表。弗洛伊德起的这个篇名既矛盾,又唯美。文章中,弗洛伊德总结了他的病患经常面临的困境:有爱无性,有性无爱。

按照弗洛伊德的理论,成长过程中,两种不可避免的事实会逐渐摧毁我们的性生活。第一,在少年时代,我们从无法与之发生性关系的人那里学习爱。第二，成年之后，我们会不自觉地以父母为模板去寻找爱人。一个困境由此产生了：我们越爱没有血缘关系的人，就越会感念儿时享受到的关爱，从而无法自由地表现自己的性欲。乱伦禁忌最初是为了限制近亲繁殖的遗传危害而设计的，却最终破坏了我们与没有血缘关系的人性交的机会。

　　孩子出生以后，夫妻之间乱伦禁忌的问题再次出现。我们实际上是以父母为模板寻找恋人的，但青春、时装、夜店、假期、酒精，让我们忽略了恋人身上父母的影子。浪漫的蜜月结束了，二人世界变成三口之家。表面上，我们都明白，我们不是伴侣的父母。但是，在每天花大半天时间充当"妈妈"和"爸爸"的角色之后，我们的想法会不由自主地发生改变。我们不是"角色扮演"的目标受众，却必须见证这些表演。把孩子放在床上之后，伴侣甲——弗洛伊德喜欢用伴侣这个词——称呼伴侣乙"妈妈"或者"爸爸"，并不稀奇。

这就混淆了身份定位。如果以孩子的口吻来称呼,身份定位就会更加模糊。

事实上,夫妻双方是平等的,不存在谁是谁的家长这个问题,所以,做爱不涉及乱伦问题。但夫妻双方往往会忽视这个事实。

★ ★ ★

抛弃相濡以沫的伴侣,另寻年轻的新欢,原因简单而可怜:寻找逝去的青春。然而,从潜意识出发,深入探讨,就会发现一个更为隐秘的原因:伴侣就好像是父母的影子,让人无法产生性欲。负心之人想要摆脱父母的阴影。

因为恐惧乱伦而逃避性生活,这确实是个问题,但另觅新欢并不是解决问题的办法。一旦关系确定下来,新欢也会变成父母的影子。我们需要的不是新欢,而是从新的角度看待旧人。

有一个方法是:到酒店住一夜。我们之所以忽视了伴侣的魅力，通常是因为生活环境一成不变。很少挪动的地毯和座椅会让我们缺乏性欲，家具的摆放方式决定了我们看待他人的方式。打扫卫生，给孩子喂奶，晾晒衣服，填报税单，生活单调重复，使我们无法产生激情。家具为什么不挪个地方呢？因为以前就没挪过。

酒店就像是一个魔幻城堡。墙壁、床、柔软的座椅、送餐菜单、电视、一次性香皂，都尽显奢华，唤醒我们失落已久的性欲。在陌生的地方洗鸳鸯浴效果奇佳。我们摆脱了家庭的束缚，找回了初恋的感觉，重温鱼水之欢。两件浴袍、赠送的果篮、窗外新奇的港湾美景，都可以催情。

★ ★ ★

要想重燃欲火，可以借鉴一下艺术家描绘世界的方式。老夫老妻与艺术家这两个群体面临着相同的问题：审美疲劳，变得厌倦。我们都追求新鲜刺激的生活，渴望浪漫，奢望获得皆大欢喜的戏剧性结局。

二、性，是个问题

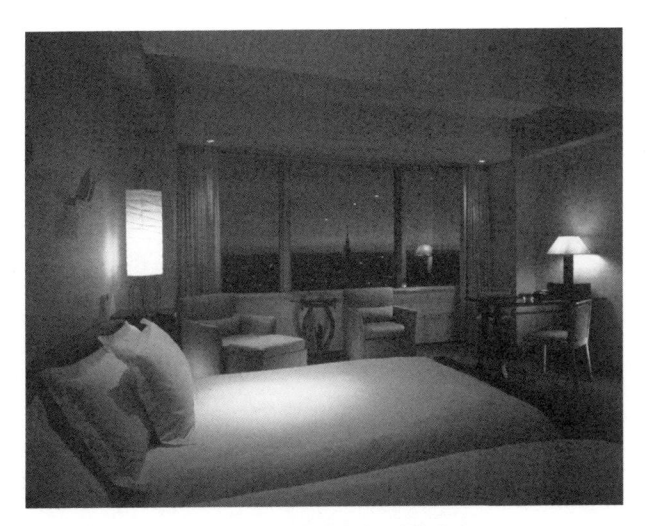

如果总是用一块地毯，就没法做爱了。
东京柏悦酒店。

伟大的艺术作品能够挖掘新意，从独特的角度展示司空见惯的人和物。伟大的艺术作品能让人于无声处听惊雷。夜空、夏日微风中摇曳的树枝、打扫庭院的孩子、大城市里卖夜宵的小店，都不同凡响、独树一帜。艺术家有各种方法来突出亮点，吸引观众的注意力。进而，我们将抛弃成见，开始与康斯特布尔、庚斯博罗、维米尔、霍珀产生共鸣。

在 19 世纪的法国，除了大厨、美食家、农民，几乎没有人对芦笋感兴趣。1880 年，马奈画出了一捆芦笋，使这种默默无闻的春季时令蔬菜名声大噪。马奈的绘画技巧堪称出类拔萃，但这捆芦笋能成为世界名画，并不是因为马奈创造了芦笋的魅力，而是因为马奈改变了观众的视角，凸显了芦笋的魅力。本来只是一捆普普通通的芦笋，但马奈巧妙地运用线条、光线、颜色，赋予了它神圣又神秘的特性，让观众重新审视自然和乡村生活。

要避免七年之痒，就要像马奈那样发挥想象力，找

二、性，是个问题

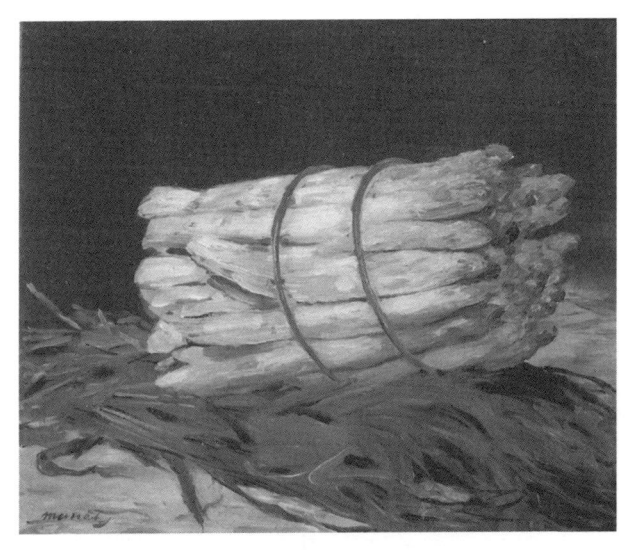

要避免七年之痒，可以借鉴一下马奈画芦笋的方法。
马奈，《芦笋》，1880 年。

到伴侣身上的亮点。我们要在烦琐的日常生活中挖掘真善美。我们经常看到伴侣推着婴儿车，跟牙牙学语的孩子斗智斗勇，大骂电力公司，下班回到家垂头丧气，活像一只斗败的公鸡。我们忘记了伴侣身上活泼、热情、调皮、冲动的特质。

★ ★ ★

当然，马奈的方法可能不好用，老夫老妻依然缺乏激情。那么，我们是否该自暴自弃，黯然神伤呢？

在现代社会，人们都倾向于追求完美，认为享受和谐的性生活天经地义。20世纪后半叶，性心理疗法在美国发展起来。性心理疗法的理念是，婚姻需要频繁的性生活来活跃气氛。

性学先驱威廉·马斯特斯和弗吉尼亚·约翰逊提出了一个惊世骇俗的观点：从结婚到死亡，夫妻双方都有权享受优质的性爱。在1970年出版的畅销书《人类性功能障碍》中，两人系统阐述了性功能障碍的类型和排

二、性，是个问题

除性功能障碍的方法。性功能障碍包括阴道痉挛、性高潮功能障碍、性交疼痛、射精功能障碍和衰老的影响。

该书图文并茂，妙语连珠，为夫妻生活指明了道路。今天看来，书中的言论相当大胆，释疑解惑，发人深省。从人类诞生的那刻起，这一问题就存在了。书中说，治疗射精功能障碍的第一步，是由妻子为丈夫手淫，帮助丈夫射精。完成这一步可能需要几天的时间。关键是不要着急。

毋庸置疑，时代进步了，性也成了一门学问。孩子在楼下睡觉的时候，夫妻双方可以开诚布公地讨论性生活。

性生活不和谐到底是不是一种病呢？这个问题见仁见智。我们或许可以认为，性生活不和谐并没有什么问题，老夫老妻激情消退，性生活频率降低，是正常现象。

承认性生活不和谐，就好像是在说婚姻不幸福。然而，优质的性生活极为罕见，我们是否应该将高频率的性生活视为常态呢？如果性生活和谐且婚姻美满，那当然好了，但这是很难实现的。因此，重新描绘我们的期望，对所谓的"失败的性生活"去污名化，难道不是一种智慧吗？有时我们需要的，只是换个方向睡觉，以冷静的心态，准备好接受维持长期爱情所必要的妥协。

（2）阳痿

一般来说，男人宁可说自己蹲过大牢，也不愿承认自己阳痿。阳痿是男人的耻辱，羞于向妻子提及。阳痿让男人身心俱疲，男性的尊严荡然无存，在伴侣面前抬不起头来。人类的苦难万万千千，但最大的苦难是：反复尝试，依然不举。此时，自杀不是不可能。

阳痿的真正问题不在于让人无法享受快感（手淫可以带来足够的快感），而是否定了夫妻双方的价值。因此，阳痿堪称一场灾难。

然而，我们对阳痿做出了错误的解读。如果我们好

二、性，是个问题

好想想，我们就不会为心理性阳痿而苦恼，反而会倍感自豪。

★ ★ ★

我们要先研究一项内容：阳痿的历史。这项内容可以出一本严肃的学术专著。

虽然缺乏实证支持，但姑且认为，人类刚出现的时候几乎不存在阳痿问题。原始人有的住在法国中部阴暗潮湿的洞穴里，有的住在东非大裂谷简陋的草棚里，终日寻找食物，躲避猛兽，缝制内裤，探亲访友，但是性对他们来说是一件简单的事。原因是，毛茸茸的男性原始人扑向"猎物"的时候，几乎不会考虑女性今晚有没有兴趣——不会考虑女性是否愿意看到阴茎，更不会考虑女性是否想在火堆边享受寂静时光。理智与善良还没有压过动物的本能反应。直到古典哲学和犹太-基督教伦理的影响逐渐渗透到民众中，情况才发生了变化。道德黄金律（"己所不欲，勿施于人"）讲究为他人着想，由此导致了阳痿。我们开始考虑对方的意愿。如果对方有拒绝的意思，我们就会压制自己的欲望，欲望就得不到满足。

因此，几乎所有人都会关注这五个问题。第一，对方是否讨厌我们发情的样子？第二，性欲是否跟理智格格不入？第三，对方是否讨厌我们的肉体？第四，对方是否讨厌我们的爱抚和亲吻？第五，挑逗对方的时候我们是否应该小心翼翼？想象力越丰富，就越担心冒犯别人，甚至达到草木皆兵的程度。本来是合法夫妻，丈夫却畏畏缩缩，导致无法保持勃起状态。正是文明本身、对人权的信仰，以及道德的成熟，在不知不觉中使性生活失败的可能性增加。爱和温柔的高级能力让我们过于敏感，在文明的约束之下，我们不敢过性生活了。

文明确实有利于维系两性关系。文明塑造了许多优秀品质：文雅机敏，平等公正，夫妻双方共同承担家务。然而，我们不得不承认，文明使得人们——至少使得男人——很难过上性生活。现在，我们认可三种观点。第一，我们不能固执己见。第二，我们不能把自己的需要强加到伴侣头上。第三，我们不能把伴侣当成泄欲的工具。

我们可能是出于好意，不想伤害对方，但是，我们也会因此浪费一些很好的机会。有时，我们大胆示爱，对方也不会扭捏，而是会积极响应，二人一拍即合，成就一段佳话。然而，我们依然需要迈出第一步，原因可能是：对方想过性生活，但需要他人提醒才行。

二人平日思维周密，只有外界的诱导才能激发体内的性欲。要想打破僵局，一方就要大胆行动，不要怕惹怒对方。抓住机会，相信在犹豫徘徊之后，对方会热乎起来。

因此，在一开始，充满爱意和善意的行为，可能看起来像是对对方的情感和需求漠不关心。

★ ★ ★

从本质上说，阳痿是一种尊重的症状，也代表了一种恐惧：不愿把自己的欲望强加在伴侣头上，害怕无法满足伴侣的需要。在现代社会，壮阳药大行其道，表明在重重压力之下，男性普遍存在焦虑情绪。

吃壮阳药不是个好办法。可以通过宣传板和杂志向公众灌输一个理念：阳痿不是问题，而是一种宝贵的品质，是人类进化的象征，代表着文明。担心惹人讨厌，担心被人取笑，担心让人失望，表明道德观确立了起来。因为道德观确立了起来，才会瞻前顾后。在不久的将来，或许阳痿会被当成品德高尚的标志，就像今天，男人在厕所偷偷吃药以求重振雄风。

（3）怨恨

现在回过头来讨论黛西和吉姆。二人住在南伦敦，已经有整整四个星期没有做爱了。关掉电视，关上灯之后，黛西不愿意跟吉姆做爱，原因是她对他很生气，只不过二人都没有意识到。

二、性，是个问题

黛西一整天好像都气定神闲。几个小时之前，二人共进晚餐，没闹什么别扭。共进晚餐的时候，黛西没有抱怨，也没表露出沮丧的迹象。躺在床上的时候，黛西也没有腹诽吉姆。黛西甚至没想吉姆。黛西有点伤感，想自己待着，考虑第二天要做的事情。

人们生气的时候通常会红脸，尖叫，摔门。但生闷气也是生气，只是我们往往没有意识到。

有时候，我们没有意识到自己对伴侣的愤怒，只是慢慢变得麻木、忧郁，进而不愿意过性生活。原因有两种。第一，琐碎的小事转瞬即逝，不易察觉。琐碎小事的背景杂乱（吃早餐的时候，接送孩子的时候，午餐时分在闹市接打电话的时候），我们还没反应过来，情况就变了。箭射出，我们受伤，但我们搞不清楚哪儿受了伤以及伤势如何。第二，有时就算知道自己生气了，我们也不会说出来，原因是事情太琐碎、太奇怪，说出来就显得小肚鸡肠、吹毛求疵，我们自己都觉得不值一提。

伴侣的三种行为可能深深地伤害我们：没注意到我们的新发型；不在专用案板上切面包，面包渣弄得到处都是；不问候一声就直接上楼看电视。为了这种行为吵一架好像不值得。假设我们说，"你切面包的方法不对，所以我生气"，就显得我们斤斤计较。确实如此。

类似的行为还有很多，在外人看来都是琐碎和荒谬的，但伴侣之间就是非常在乎这些小事。爱一个人，就想按照自己心目中的标准改造对方，想通过一系列的行动让对方变得完美。这一系列的行动会涉及大事（如何教育孩子，买什么样的房子）和小事（沙发摆在哪里，星期二的晚上干什么）。因为深爱，所以才会屡屡失望。婚姻无小事，信哉斯言。

在普普通通的一个星期里，二人在不经意间互相伤害，都已经被万箭穿心。表面上，二人的关系只是稍微降温，这种降温几乎难以觉察。关键问题是，一方或者双方都拒绝过性生活。一旦心烦意乱，性生活就成为奢侈品。而很多时候，我们甚至都不知道自己心烦意乱。

二、性,是个问题

情况还会恶化。伤害伴侣乙的伴侣甲会遭到惩罚:伴侣乙拒绝过性生活。伴侣甲会在不经意间反复放箭,造成无法弥补的伤害,招致伴侣乙的反抗和冷战。

最终,战争爆发了。在外人眼里,二人都是可靠的同事,善良的朋友,优秀的公民。但以下情形也是不可避免的。

吉姆:你根本不想跟我做爱,是吧?

黛西:是的。我没心情。

吉姆:你每次都这么说。

黛西:不是这回事。我就是不想让人强迫我。

吉姆:我没强迫你!

黛西:你就是在强迫我,你在逼我。

吉姆:你真无趣。

黛西:我觉得你恶心。

吉姆:我去别的屋睡。

黛西:去吧。我才不在乎。

类似的对话每时每刻都在世界各地上演,操持的语言不同，但内容大同小异，而且通常发生在物质条件优越的地区——不受战乱之苦，物资供应充足，教育条件优越。

两口子好像是吃饱了撑的，唇枪舌剑，但依然深爱对方。要紧的是，两人要学会控制自己的情绪。

★ ★ ★

人类文明发展到今天，我们已经非常清楚夫妻为何互相伤害，婚姻又是如何破裂的。比如《伴侣治疗：有效实践的技术与方法》（这本书的编撰者是英国心理治疗师杰拉德·威克斯和斯蒂芬·特里特）这样的作品已经对此做了深入探讨。

道理都懂，但一有事，就把道理忘得干干净净。没有严师诤友为我们护航，我们自己的内心也缺乏坚定的信念。我们掌握的只是抽象的知识，未经实践应用。而失望来得如此迅速，我们来不及反应，更无法超越冲突，将注意力移到找出矛盾的根源上。

二、性，是个问题

假如让杰拉德·威克斯和斯蒂芬·特里特来处理，他们会阻止吉姆和黛西翻旧账，会让二人坐下来冷静一下，想一想关系是如何恶化到这种程度的。痛定思痛，他们发现是童年阴影影响了自己的性格，而自己的性格导致双方冲突不断。

夫妻最好一个星期见一次心理治疗师。不用专门去诊所，在日常活动中见一面就行，效果同样很好，但要跟犹太人的星期五晚餐一样具有仪式感。不要让伴侣觉得自己不可救药，否则伴侣就会讳疾忌医。

优秀的心理治疗师会采取如下步骤：了解以前的婚姻生活，探索当前的婚姻状况，改善婚姻状况。夫妻双方往往无法自行改善婚姻状况，可能是太脆弱，可能是太忙，也可能是不知道如何改善。心理治疗师会提醒他们：就算是微不足道的交流也意义非凡，可以避免夫妻双方相互指责、彼此憎恨，可以让夫妻双方过上正常的性生活。

婚姻里的事项林林总总，心理治疗师会向夫妻传授应对之策。每次见面的时候，双方都要带着一张单子，单子上列出上个星期出现的问题。心理治疗师会要求双方轮流发言，双方都要做到耐心倾听，不要怒气冲冲地辩解，也不要顾影自怜。心理治疗师可能会提出，如果性生活的频率低于一个星期一次，会导致性欲过剩，进而寻找其他途径来发泄性欲，最终影响夫妻生活。心理治疗师会回顾夫妻双方的心路历程，据此帮助夫妻双方纠正偏差，认清现实。如果夫妻双方争吵之后再来找心理治疗师，那么心理治疗师会让他们认清对方所受的伤害，避免将彼此视为邪恶的化身。

心理治疗师就像是新时代的牧师。在我们这个时代，神学日渐式微，我们不会再到牧师跟前忏悔，不再相信还有来生。但我们需要有人来代替牧师，承担牧师的责任。

★ ★ ★

如果没有心理治疗师，就表明社会还没有发展到中

二、性，是个问题

高级阶段。科技发展到今天，动动手指，珍稀水果就能送到家门口。微型导体我们也造得出来。但是，在审视和处理夫妻关系的时候，我们还是无法做到得心应手。只不过，我们认为自己擅长处理人际关系，觉得自己不需要再提高了。

处理人际关系难度极高，就像飞机着陆和脑部手术一样难。在现代社会，职场中大多制订了防止员工互害的规章。但是，夫妻仍然不愿规范自己的行为，不愿引入外界的帮助。学而不思则罔，思而不学则殆。要维持良好的夫妻关系，我们就要活学活用。

在我们的文化之中，主流观点是，婚姻的难点是如何找到合适的人，而不是如何爱一个人。然而，在现实生活中，那个人不可能是完全合适的人。

儿时的感情经历决定了我们不会用心经营爱情。在我们还小的时候，爱我们的人不会告诉我们爱的真谛。他们只付出，不求回报。他们很少展露自己的脆弱、焦虑或者需要。他们是父母，不是爱人。他们完全是为了我们好，但这也给我们制造了一种假象，给我们的婚姻造成了困扰。在爱情之中，我们理应付出，但我们已经习惯了被无条件爱着感觉，不愿付出。

　　要想收获真正的爱情，就不能怀念儿时被爱的感觉，要多想想父母爱我们时都付出了什么。只有这样，才能搞清楚到底是谁在射箭，以及为什么射箭，这样才能享受爱情，享受性爱。

4.
色情作品

（1）审核制度

吉姆心烦意乱，黛西已经沉沉睡去。有好几次，吉姆都想下床，上楼，到小书房里打开电脑上网。

许多人都是互联网的拥护者，认为互联网是非凡的教育工具，把不同地域、不同种族联系在了一起，把各具特色的智慧融会成了强大的全球化思维。鼠标一点，键盘一敲，吉姆就能来到美国国会图书馆，就能查看意大利南部的天气，就能看到加利福尼亚州展出的老爷车，就能看到过去 20 年的地球平均气温变化曲线图。

当然，吉姆也可以轻易搜索进入色情网站，从而失去理智。毋庸置疑，从世界范围来看，严肃文学的销量都在下降。要跟色情文学竞争，严肃文学就要具有趣味性。相比之下，其他事情——宇宙飞船降落在火星，孩子在圣诞节期间演出，发现了15张莎士比亚手稿——都没多大吸引力。在这个时代，一个真正的问题是：男人为什么要跟电脑为伴，孜孜不倦地浏览色情网站。

★ ★ ★

有些人天性纯良，他们认为，色情作品就是无聊时打发时间的玩意，无伤大雅。但事实并非如此。现代色情作品精确模仿生活细节，仿真程度极高。当然，也有一个重大区别：在色情作品里，性生活司空见惯。

色情作品使我们浪费了许多时间。金融分析师认为，网络色情产业的价值每年高达100亿美元。这个数字没有把时间浪费算在内——据估计，每年的浪费高达

二、性，是个问题

2亿工时。这些时间可以用来开公司、养育孩子、治疗癌症、撰写作品或者收拾阁楼，许多人却沉溺于色情网站无法自拔。

★★★

性高潮过后就是负罪感。就在刚才，我们再次点击鼠标，射精。现在，我们感到后悔、空虚和寂寞。在《尼各马可伦理学》中，亚里士多德指出，贵族气质是"人性与德行的体现"。然而，贵族气质也会因放纵而荡然无存。

色情作品是一剂毒药，但人们很难抵御它的诱惑。色情作品供应商大行其道，他们瞄准的都是男性天生的弱点。非洲大草原上的男性原始人只是偶尔会碰到部落里的女性，不会面临太大的诱惑。但现在，网上的色情视频和图片多如牛毛，连色情小说的鼻祖萨德侯爵都会望洋兴叹。技术进步了，我们的心理却没有成熟，我们摒弃一切社交，想用几分钟的时间偷偷浏览色情作品，结果却花了几个小时。

假如有两个选择：第一，在烛光下读契诃夫的短篇小说；第二，用20分钟的时间走过小巷，去跟邻居聊天；那么，大多数人会选择第一个。但如今，在色情作品的冲击下，包括契诃夫在内的大文豪已经没有竞争力了。

★ ★ ★

在17世纪和18世纪，约翰·洛克、伏尔泰、托马斯·杰斐逊、托马斯·潘恩等思想家构建出了现代世俗社会的知识框架，把个人自由放在了知识框架的中心。在他们的"美好社会"之中，人们想读什么书就读什么书，想欣赏什么图片就欣赏什么图片，想膜拜什么神灵就膜拜什么神灵。唯一的限制就是不得侵犯他人：不得拿着大棒把邻居打死，不得抢夺他人的财物。在《论自由》一书中，约翰·穆勒提出了著名论断："唯一名副其实的自由，是以我们自己的方式追求我们自身之善的

二、性,是个问题

自由,只要我们没有企图剥夺别人的这种自由,也不去阻止他们追求自由的努力。在无论身体、思想还是精神的健康上,每个人都是他自己最好的监护人。①"

甚至在今天,要说当代民主制度的突出优点,我们也会脱口而出——民主。原因有两个。

第一,我们非常谨慎,非常清楚国家专制的危害。我们认为,一个人不能决定他人的生活方式,干涉他人的生活弊远大于利。最好的方法就是让他人自我救赎,不要出手相助,以免造成更大的灾难。希特勒就是最好的反面教材,他自以为是,给国家和民族带来了巨大的灾难。

第二,我们持乐观态度,相信人类是成熟理智的动物,相信人类能客观评价自己的需求,相信人类能够好自为之,不需要太多保护。我们接触的内容无须监控,因为我们有足够的定力,不会受到不良内容的影响。一

---

① 孟凡礼译,《论自由》,广西师范大学出版社,2011年。——译者注。

本书或者一幅画不会给我们造成不可逆的伤害。看了一部血腥的小说，我们不会变成暴徒；看了一部电影或者一张照片，我们也不会失去道德底线。我们的内心足够强大。我们不像纸巾一样绵软易破。出版自由和思想自由我们都能接受，并引以为傲。

★ ★ ★

在反抗宗教迷信的过程中，产生了自由主义。自由主义属于世俗化思想，与宗教格格不入。宗教信徒认为自己能够明辨是非，也有道德义务把宗教加在别人头上。宗教信徒还认为，人类不可避免地会受到周围环境的影响，人类的所读所看都会深刻地影响自身，因而人类需要保护，需要审核制度。

审核制度这个词听起来挺吓人，会让人想起暴虐的纳粹，还会让人想到滥施刑罚的宗教裁判所。审核制度不好把握，操作得当会让人受益匪浅，操作不当会变为暴政。或许，就像宗教信徒说的那样，人类脆弱不堪、

二、性,是个问题

易受蛊惑;或许,书和影音作品对我们的影响并非微不足道。人类被具有破坏性的荷尔蒙和欲望驱使,容易感情用事,容易只顾眼前,不做长远规划。承认这一缺陷会让面子受损,但是不承认就会误入歧途。缺乏营养的书会让我们迷失方向,隐藏在装帧精美的杂志里的不良广告会误人子弟。有鉴于此,稍微审核一下无可厚非。当然,并不是要放弃自由,也不是要屈从于专制独裁。我们要做的,只是在特定的时间和特定的情况下,接受对自己某些权利的理论上的限制,目的是维护自身利益,着眼长远发展。在头脑清醒的时候,我们会发现,不受限制的自由反而会限制我们。以色情作品为例,如果我们能把部分权利让渡给监管机构,我们实际上就是在帮助自己。

或许,那些本来没有奇怪欲望的人,反而容易受到现代性观念的影响与戕害。他们本来循规蹈矩不越雷池一步,但在性解放思潮的影响下,他们的欲望会被唤醒并渴望被满足。

有些人经验丰富，知道欲火会焚身，知道网络色情作品会让人丧失理智，所以，他们不太支持性解放。无数个夜晚，这些人在网上流连忘返，看人脱衣，看人做爱。然后，他们会痛定思痛，幡然悔悟，很想点起一堆火，把服务器、路由器、数据农场、网线全都付之一炬，跟过去做个了断，远离腐蚀身心的色情作品。

和酒精、毒品一样，色情作品会损害身心健康，干扰人们的正常生活。具体来说，色情作品会让我们烦躁不安，暴躁易怒。焦虑情绪表明确实有哪儿不对劲，但是，我们又说不清到底哪儿不对劲。我们需要有人来倾听，需要有人来答疑解惑。而电脑不是人，不能倾听，不能答疑解惑，只会让我们更加心神不宁。

网络上色情内容泛滥，让人难以抗拒，让人不务正业，让人静不下心来。静下心来才能酝酿奇思妙想，才有创造力——洗澡或者坐火车长途旅行时，心才能静下来。每当我们感到一种几乎无法抗拒和抑制的欲望，并想要背离自己的理智思想的时候，我们非常清楚，有什

二、性，是个问题

么东西正想要混入我们的意识之中。这个时候就是色情作品大显神威的时候。色情作品促使我们背离自我，破坏我们的现在和将来。

★ ★ ★

只有宗教仍然严肃看待性，认为性具有强大的力量，可以改变人们的生活重心。我们可能无法认同这种观点，也不赞同宗教所提倡的禁欲主义。但是，在色情网站消磨了几个小时之后，我们会幡然悔悟：色情作品可以轻而易举地压倒我们的理性思考的能力。

世俗社会反对审核制度，认为人类已经成熟，看不惯遮掩女性身体的服饰。世俗主义者认为，男性也是有理智的，难道看到女性的膝盖或者胳膊肘，他们就会神魂颠倒吗？看到一群半裸的女郎在海滩漫步，只有意志薄弱之人才会心旌摇荡。

世俗社会不反对比基尼，也不反感挑逗。世俗社会认为，性感和美丽都是正常现象，不会迷惑人的心智。

无论在网上还是在现实生活中,看到一群美艳的女郎,男人都应该能泰然处之,该吃吃,该喝喝。

世俗主义者嘲笑宗教信徒的保守。但是,宗教信徒是充分认识到了人欲如火,才会视性如洪水猛兽。宗教信徒知道性是美好的,但也明白性是危险的,性会妨碍其他人生大事,比如崇拜神灵,比如好好生活。

我们并不想用面纱遮挡美丽。或许,我们应该做的有两点。第一,把审核制度引入互联网。第二,支持政府采取净网行动,过滤掉色情作品。就算没有宗教信仰,我们也得承认,一定程度的限制有益于维护全人类的心理健康,也有助于家庭幸福和社会稳定。为个人着想,我们必须压制自己的部分性欲,不光是宗教信徒需要这么做,全人类都需要这么做。因为我们需要工作,需要维持人际关系,需要照顾孩子,需要探索世界,无论是在线上还是线下,我们都不能放纵自己。放纵性欲,如同自我毁灭。

二、性，是个问题

（2）通奸的愚蠢之处

如果婚姻无法实现爱、性、家庭三者的完美结合。那么，通奸也无法弥补婚姻之中的缺憾。

通奸的根本错误在于过于理想主义：某一方希望冒险一试，革除婚姻之中的弊端。然而，在现实生活中，这种希望无法实现。跟第三者睡觉，就会破坏婚姻。要忠于婚姻，就必须收心，踏踏实实过日子。

★ ★ ★

理想中的夫妻关系是，双方都没有损失，双方都可以发挥自己的特长，双方都不会受到伤害。但这种关系是不存在的，夫妻之间的冲突是不可避免的。

我们渴望的三样东西——爱、性、家庭——每一者都会以某种恶魔般的方式影响并损害其他两者。爱一个人可能会抑制我们与其发生性关系的能力。与一个我们不爱但觉得有吸引力的人发生性关系，会损害我们与伴侣的关系。生儿育女会危及爱和性,但如果为了爱和性而忽视孩子,就会损害孩子的身心健康。

人的情绪会周期性波动,每隔一段时间就会渴望乌托邦式的爱情。解决的方案可能有如下几种。第一,夫妻双方各自找情人,正大光明,互不干涉。第二,背着伴侣找情人。第三,每年都签订一份婚内协议。第四,把更多的精力放在孩子身上。然而,这些方案都没用,原因很简单:爱、性、家庭,属于鱼肉熊掌不可兼得。如果不寻花问柳,我们就会沉默呆滞,体会不到偷情带来的快感。如果我们背着伴侣找情人,就会损害自己的德行,伴侣就不会那么爱我们。如果正大光明地去找情人,伴侣就算不会发慌,但也不会释怀。全身心地照顾孩子,孩子有一天也会离去,留下空巢老人。如果夫妻二人只顾寻欢作乐,罔顾孩子,那么孩子就会受到伤害,憎恨父母。婚姻就像一张床单,永远无法弄平整,当我们想要完善其中一面时,可能只会进一步弄皱和扰乱另一面。

二、性,是个问题

★ ★ ★

那么,我们应该如何面对婚姻呢?做出什么样的承诺,才算真正忠于伴侣?

谨慎地做出悲观的承诺可能是合适的,比如:"我发誓,只有你能让我失望和遗憾。我知道,人生不如意十之八九,我仔细审视了种种不幸的可能,最终选择与你共度此生。"这种承诺悲观厌世,不够浪漫,却充满善意,适合放在圣坛上相互问候。

★ ★ ★

在18世纪,人们开始认可以爱为基础的婚姻。以往的婚姻观是,到年龄了就结婚,婚后相互包容,孝敬父母,与邻为善,小富即安。

而现在,人们的婚姻观是,结婚应当只有一个理由:彼此深深相爱。具体表现形式有四种。第一,无法忍受离开彼此的视线。第二,身体被对方的外表唤醒。

第三，坚信双方思想合拍。第四，想在月夜为对方朗读诗篇，想把两人的灵魂融合在一起。

换句话说，婚姻原来是一种制度，现在代表着爱情的升华。结婚证书内化成了精神状态。

现代婚姻观认为，人不能表里不一。以前的"临危不乱，若无其事"，现在成了"撒谎不诚"。以前的"强颜欢笑，彬彬有礼"，现在成了"言不由衷"。只有美满的婚姻才能实现结婚证书和精神状态的统一。要做一个完整的人，就不能出现如下情况：对伴侣忽冷忽热；一年只过六次性生活且质量不高；为了孩子而凑合度日。

★ ★ ★

年轻的时候，出于本能，我们赞成以爱为基础的婚姻。我们的文化也推崇以爱为基础的婚姻。但是，随着年龄增长，我们开始觉得以爱为基础的婚姻不切实际，只是文学名著中的美好愿望。我们认为，以制度为基础的婚姻，历史悠久，体现了人性的光辉。

二、性,是个问题

人的情绪是多变的,因此,婚姻观变来变去也不奇怪。比如,看到马路对面的某个美女或者帅哥,我们可能会因此想要彻底改变生活。

我们在网络聊天室与某个人勾搭上,相约在机场酒店幽会,我们可能宁愿冒着身败名裂的危险,也要享受几个小时的欢愉。有时,伴侣让我们怒气冲天,我们巴不得伴侣被车撞了——但十分钟之后,我们宁愿死去,也不愿孤独终老。周末孩子在家,我们的愿望是孩子快点长大,别再在蹦床上蹦蹦跳跳,我们可以静静地读本杂志,起居室整整齐齐——然而一天之后,在办公室里,我们想要悲伤地吼叫,原因是会议好像不能按时结束,我们没法及时回家哄孩子睡觉。

认为婚姻应该以爱为基础,就是在强调应该尊重情感的真实性。但是,人的情感是复杂的,经常自相矛盾。人容易冲动,做事不计后果。如果想干什么就干什么,就没法过和谐安定的生活。因为爱有时——甚至可能经常——会缺席;突然想要掐死孩子,突然想要毒死伴侣，因为换个电灯泡就想要离婚。

按照浪漫主义的观点，不爱就会有麻烦。但是，以爱为中心同样会有许多麻烦。居家过日子，不能靠爱发电。人是一种复杂的生命体，要维持人类社会的正常运转，就需要遵循基本的法则。不爱是一种常态，也是一种自我保护，我们要坦然接受。

★ ★ ★

我们可以把婚姻视为一种制度，家庭成员各司其职，维护家庭稳定，维护家庭成员的长远利益。无须时时刻刻关注家庭成员的思想状况，更不能频繁地调整婚姻状况。

以制度为基础的婚姻也对孩子有利。在这样的婚姻之中，父母的争吵不会引发孩子的焦虑。孩子相信，父母彼此相爱，能够通过争吵解决问题。孩子相信，父母就像孩子一样，争吵之后就是雨过天晴，碰碰头，不记仇。

二、性,是个问题

许多新婚夫妻非常重视道德品质,嘲笑婚外情,觉得婚外情难以想象。但事实上,经营好婚姻需要花许多心思,绝非轻而易举之事。执子之手,与子偕老,是文明的奇迹,是善意的体现。忠贞不渝的婚姻,无异于祖坟上冒出的青烟,值得珍惜。

忠贞不渝的夫妻要认识到,彼此为了爱情,为了孩子,付出了巨大的牺牲。忠贞不渝的品质值得自豪,拒绝寻欢作乐也非比寻常。忠诚是一项成就,值得赞扬——最好是颁发奖章,树立为典型。不能把忠诚当作自然而然的事。要意识到,忠诚需要极大的毅力和勇气,还需要遏制"杀死"伴侣的冲动。

三、结论

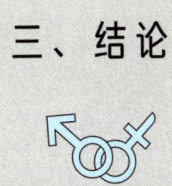

"没有性,我们就会处于危险境地。"

如果无欲无求，我们可能会过得更好。在大多数情况下，性欲带给我们的只有麻烦和困境。

为了满足性欲，我们与不爱的人做爱，事后追悔莫及。能勾起我们性欲的人，通常会觉得我们太丑或者不是他们喜欢的类型；相貌出众之人往往早就有了男朋友或者女朋友。

年轻的时候，我们经常经历一个过程：被拒，听悲伤的音乐，沉溺于色情产品之中。但神奇的是，假如有人可怜我们，给个交往的机会，我们很快就会喜新厌旧，另有所好。

要是没有性就好了，人们就会像三岁孩子一样天真无邪，喜欢的只是猫猫狗狗。随着年龄的增长，我们将迎来新的恐惧，表现形式有三个。第一，阳痿早泄。第二，容颜老去，肌肉松弛。第三，看到鲜嫩的面孔就拔不动腿。饮食男女，生老病死，自然规律，不可避免。

★ ★ ★

当然，性并非一无是处。性能给人带来狂喜和新鲜发现。这种感受的最佳时间也许是在某个大城市的一个盛夏的傍晚，大约 6 点 30 分，结束了一天的工作，街道上弥漫着柴油、咖啡、油炸食品、柏油马路和性的气息。行人穿着各色衣服，西装、印花棉布连衣裙、宽松版牛仔裤。桥上的灯亮了起来，飞机在头顶呼啸而过。顾家的人赶回郊区，给孩子洗澡；留在市区的人，则会温存，私通，伤心。

性让我们脱离家庭，脱离自身。性开拓了我们的空

三、结论

间,让我们放纵自我,毫不设防。有些人原本洁身自好,觉得自己并非俗人,却为了满足性欲,流连于酒吧和舞厅之中,走在昏暗的楼梯之上,在陌生的会所徘徊,在震耳欲聋的音乐声中嘶吼。起居室里贴着学校奖状,装饰素雅,而我们彬彬有礼,与正襟危坐的少妇交谈。在楼上,少妇的孩子正在换衣服,准备睡觉。

为了满足性欲,我们变得兴趣广泛。为了迎合情人的兴趣,我们研究18世纪的瑞典家具,我们了解长途骑行,我们探究韩国月亮罐。为了满足性欲,一个五大三粗的木匠会腼腆地坐在咖啡馆里,跟学富五车的博士约会,博士额前还有一撮稚气的刘海。木匠心不在焉地听着博士解读一个希腊单词eudaimonia(幸福感),看着博士洁白无瑕的皮肤,垂涎欲滴。

要看懂历史,就要以性为棱镜。尽管语言不通、文化各异,但许多国家对性的审美大同小异,比如都喜欢丰乳肥臀。无论是在蒙特祖马一世统治的墨西哥,还是在托勒密二世统治下的埃及,臣民都喜好性。

没有性，我们就会处于危险境地。我们会相信自己一本正经。我们无法深刻领会什么是拒绝，什么是耻辱。我们会优雅地老去，倚老卖老，觉得自己什么都懂。

无色路断人稀。人类社会根据权力、地位、金钱、智力划分出了阶级和阶层，而性可以打破阶级和阶层的限制。教授可以跪倒在地，坦然接受大老粗的花样。首席执行官会迷上一个实习生。首席执行官身价百万，实习生租住在地下室里，但是不要紧，首席执行官就是一门心思地要取悦实习生。首席执行官原本并不喜欢乐队，为了实习生，首席执行官去了解乐队。首席执行官去商店为实习生购买浅黄色的衣服，而实习生实际上并不适合穿浅黄色的衣服。以前异常严厉的首席执行官，现在变得和颜悦色。首席执行官愿意承认自己的愚蠢行为，也愿意承认自己人性之中的弱点。追求失败之后，首席执行官坐在豪宅之外的豪车里，放声痛哭。

我们甚至愿意接受性带来的伤痛。不痛彻心扉，就

三、结论

没有艺术和音乐。没有性,舒伯特的抒情歌曲、娜坦莉梅的《奥菲利亚》、伯格曼的《婚姻场景》、纳博科夫的《洛丽塔》也就没多大意义了。我们的伤痛减少,就可能会变得残忍,不会自我解嘲。

关于性,有很多轻蔑而公平的评价,但我们仍为拥有性而庆祝。因为,性生活时刻提醒着我们,我们参与过一种身体层面的、疯狂的人类生活。

资料来源

本书参考了大量图书、文章、电影、访谈,下面做一下简单介绍。

人性存在弱点,性就是其中之一。帕斯卡尔的《思想录》,叔本华的《人生的智慧》,约翰·格雷的《稻草狗》(*Straw Dogs*),都对此做了深入探讨。他们都认为,要想办法激励人们积极向上,不能只是空洞地说教。要让人们充分认识到人性的弱点,端正态度,明白滴水之恩当涌泉相报。

南希·弗蕾迪的《我的秘密花园》(*My Secret Garden*)和雪儿·海蒂的《海蒂性学报告》(*The Hite*

Report),对性幻想有大量描述。

理查德·冯·克拉夫特-埃宾的《性心理病态》(*Psychopathia Sexualis*)和蔼理士的《性心理研究》(*Studies in the Psychology of Sex*)对恋物癖进行了记载和分类。不幸的是,这两本书都非常枯燥。

戴维·佩雷特的《在脸上:人类吸引力的新科学》(*In Your Face: The New Science of Human Attraction*)从进化生物学的角度探讨了美和性。肯尼斯·克拉克的《裸体艺术》(*The Nude*)探讨了美和欲望。要研究安格尔,安德鲁·卡林顿·谢尔顿的《安格尔及其批评者》(*Ingres and his Critics*)是必读书目。

在《抽象与移情》(*Abstraction and Empathy*)一书中,沃林格从心理学的层面探讨了艺术风格,具有划时代的意义。

约翰·阿姆斯特朗的《美的秘密力量》(*The Secret Power of Beauty*)有两个主要观点。第一,美至关重要。第二,美与道德品质息息相关。

关于恋物癖的小说有很多，埃里克·侯麦的《克莱尔的膝盖》(*Le genou de Claire*)堪称最佳。

夫妻关系如果不是逢场作戏，性就成了一个绕不开的问题。精神分析师克里斯托弗·克卢洛为此汇聚各家之言，编了一本书《婚姻再思考》(*Rethinking Marriage*)。弗洛伊德对性也很感兴趣，在《性学三论》中进行了详尽的探讨。

威廉·马斯特斯和弗吉尼亚·约翰逊的《人类性功能障碍》(*Human Sexual Inadequacy*)惊世骇俗，像小说一样简单易读，告诉我们在20世纪的美国，如何才能应对早泄、阳痿、阴道痉挛。

要了解马奈和芦笋，可以参照斯特凡纳·盖冈与约翰·李合著的《马奈，现代艺术的创造者》(*Manet, inventeur du moderne*)。

关于色情作品，亨利·卡门的《西班牙宗教裁判所》(*The Spanish Inquisition*)从天主教的角度，论证了审核制度的积极作用。塞西尔·拉博德的《再论共和：长袍争议和政治哲学》(*Critical Republicanism: The Hijab Controversy and Political Philosophy*)就长袍展开了讨论。

托尼·坦纳出具了一份颇具分量的研究报告《通奸和小说》(*Adultery and the Novel*),婚姻和通奸是其中的重要内容。约翰·阿姆斯特朗的《爱情的条件》(*Conditions of Love*)也值得一读。当然,福楼拜的《包法利夫人》是文学名著。我的第一本书是《爱情笔记》,里面提出了一些观点,现在依然具有借鉴意义。

英格玛·伯格曼的电影《婚姻场景》是关于爱和婚姻的教科书。政府应该做出要求,喜结连理之前,必看《婚姻场景》。

在七月的曼哈顿,最适合体验大汗淋漓的性交。娜坦莉梅的歌曲《奥菲利亚》最适合热恋之中的人听。

图书在版编目（CIP）数据

关于性，我们想得太少 / 英国人生学校著；楚立峰
译 . -- 北京：中信出版社，2025.6. -- ISBN 978-7
-5217-7552-5

Ⅰ . R167-49

中国国家版本馆CIP数据核字第2025CT7921号

How to Think More About Sex by Alain de Botton
Copyright © The School of Life, 2012
First published 2012 by Macmillan an imprint of Pan Macmillan, a division of Macmillan Publishers International Limited
Simplified Chinese translation copyright © 2025 by CITIC Press Corporation
ALL RIGHTS RESERVED
本书仅限中国大陆地区发行销售

关于性，我们想得太少

主编：　［英］阿兰·德波顿
著者：　［英］人生学校
译者：　楚立峰
出版发行：中信出版集团股份有限公司
　　　　（北京市朝阳区东三环北路27号嘉铭中心　邮编　100020）

承印者：　北京联兴盛业印刷股份有限公司

开本：787mm×1092mm 1/32　　印张：4　　字数：60千字
版次：2025年6月第1版　　　　印次：2025年6月第1次印刷
京权图字：01-2024-5832　　　　书号：ISBN 978-7-5217-7552-5
定价：39.00元

版权所有·侵权必究
如有印刷、装订问题，本公司负责调换。
服务热线：400-600-8099
投稿邮箱：author@citicpub.com

"人生学校"系列

《该有下一次约会吗》
《还会找到真爱吗》
《真的真的准备好结婚了吗》
《我们能不能不吵了》
《如何修复破碎的心》
《该结束这段感情吗》
《如何面对婚姻的考验》
《为什么会爱错人》
《关于性,我们想得太少》
《如何面对爱情里的失望》
《情侣关系手册》(暂定名)

图书策划 中信出版·24小时工作室
总策划 曹萌瑶
策划编辑 蒲晓天 杨思艺
责任编辑 杨思艺
营销编辑 生活美学营销组
装帧设计 APT

出版发行 中信出版集团股份有限公司
服务热线:400-600-8099 网上订购:zxcbs.tmall.com
官方微博:weibo.com/citicpub 官方微信:中信出版集团
官方网站:www.press.citic

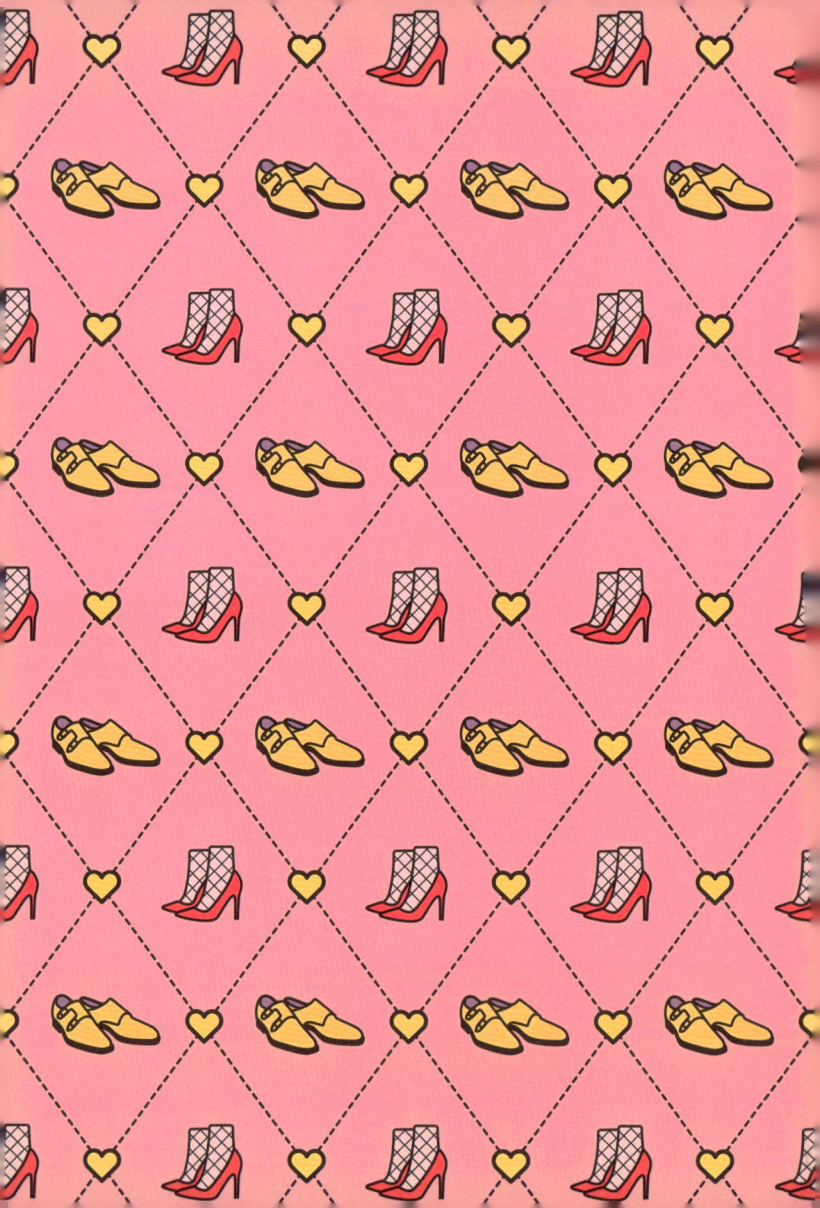